超[illegible]部署

遠離「肩」苦人生

骨科醫師肌肉反向拮抗術

石英傑 醫師 著
Dr. Stone

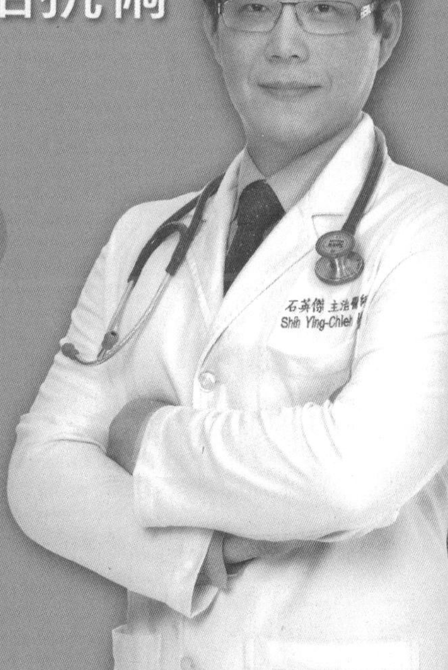

頑固型五十肩
先擴張再鬆動，兩次療程完勝

夾擠症候群
首要解除紅腫熱痛

鈣化性肌腱炎
關鍵勿動的骨骼震波治療

骨質疏鬆
鞏固骨密度，提升骨品質

告別硬肩膀，痠、痛、麻、僵、凍

一次通通OUT！

目錄 Contents

PART 3 斷開惱人的五十肩，不再輾轉難眠！

目錄 *Contents*

目錄 *Contents*

【推薦序一】

超強部署，學貫中西醫，幫患者脫離「肩」苦人生！

石醫師學歷最特殊的是學貫中西醫，且具中西醫師資格，選擇骨科醫學為其終生志業，最後在台北醫學大學醫學系接受骨科學科，成為完整訓練的骨科專科醫師。

有幸看到他在骨科領域，接受完整訓練，成長茁壯，經常能融合中醫的針灸、按摩推拿，以及西醫骨科學上的精華，勤學敬業、堅毅不撓的學習精神，在中西醫不同專業薰陶下，磨練及反思出獨特的眼光，成為寬廣視野的專業骨科醫師，總能讓病人得到最好的治療，我真的以有這樣的學生及其敬業精神為榮，並和大家一起推薦這本專書！

深入淺出，脫離「肩」苦人生

本書以肩關節病變為主軸，由運動傷害到退化、骨鬆症等治療，嘗試以淺顯的解剖、生理學角度、深入淺出探討病變原因，甚至初階至高階保守及手術治療方式，都能讓病人得到最好的瞭解，以及階段性的處置。

中西醫結合由保守治療，以至手術方式、預後照顧復健等，也就是超前預警及階段性治療，得以讓年輕人以預防性提供知識減少運動傷害，中年人可以預防損傷，減少隨著退化而造成肌肉萎縮，或肌腱破裂及沾黏症，老年人也能適時得到正確復健姿勢，以達最佳的保守治療、必要的手術及術後復健，減少最大損傷及病痛，並恢復身體健康。

創新超前，提防與部署

二〇一九年，新型冠狀病毒（Covid-19）給了全世界很大的震撼，造成確診及死亡無數，唯有台灣的超前部署，值得台灣人驕傲，並獲得國際上的肯定，同時，減少可觀的疫情傳播，以及無數生命與經濟的損傷。

無獨有偶，本書作者石英傑醫師以「超前部署」新觀念，融入於病人、學生、一般醫師、專科醫師的看病行醫學習觀念及執行！

尤其病人因醫師深入淺出的詮釋，了解「肩」病變，更因超前部署，了解運動醫學或骨科學上的預防、治療及預後，得到事半功倍的預後及實質療效。

敬業又體貼的仁心醫師

石醫師本就是體貼細膩、具愛心敬業的骨科醫師，一直以病人為中心、視病猶親，每次能以最淺顯而詳實的病情解釋，耐心仔細地替病人選擇最好的中西醫融合治療方式，讓病人病痛減少到最少，預防性免除病症惡化，大病化小、小病化無。

我一直看著石醫師由專科醫師訓練逐漸成長，遠赴偏鄉服務指導學生，一片仁心，樂於至非洲史瓦濟蘭的國際醫療服務，拓展國民外交，開業後已打造出一片新天地，真是仁心仁術的仁醫。

本人更樂於推薦本書，並以石醫師的成就為榮！

相信閱讀這本書的病患及醫師們，必能得到最好的回饋與收獲！

前台北醫學大學醫學系主任、副院長
前恩主公醫院院長
謝銘勳 骨科教授

【推薦序二】

輕鬆好讀且實用的肩部疾患保健書！

這是一本輕鬆好讀、淺顯易懂，非常實用的肩部疾患保健書，確實合適超前部署，人人必備一本。

學有專精，醫學與文學的斜槓

肩關節的疾病，是很多人困擾的問題，看起來不是什麼嚴重的病症，卻又常令人日常生活不順，甚至徹夜輾轉難眠。同樣的問題，也常常是專科醫師的夢魘，就這麼幾根骨頭、幾條肌腱、韌帶，怎麼能做這麼多的動作？怎麼有這麼多病症，還這麼難治癒？

以上的疑難雜症，在石醫師的書中，一一找到了解答。

石醫師不只是一名學有專精的骨科專科醫師，也是一位浪漫才華洋溢的文學才子，不只熟稔古詩文，自己也吟詩作詞，文筆絕佳。就是這麼一個醫學／文學的斜槓青年，民眾最關切的肩關節疼痛疾患，醫師也傷腦筋的肩病鑑別診斷，例如「喬」骨、旋轉肌袖、五十肩、肩峰下夾擠症候群、鈣化性肌腱炎，在石醫師淺顯易懂、輕鬆的文筆之下，一翻開書，令人欲罷不能，想要一口氣看完的衝動，最重要的是，肩關節疾病的種種問題，更可以豁然開朗。

聰明點子王，提供病患更佳的治療

在我和石醫師認識、共事到熟識的許多年來，他一直是一個點子王，有著絕佳聰明的頭腦，和源源不絕的創意，用於臨床治療的創新，想著如何用更好的方式，提供給病患更佳的治療，這樣的優點，同樣地顯露在本書中，「石頭醫師．健康喬姿勢」、「反轉走鐘．肩膀回正案例」正是石醫師臨床創新的展現，而且公開大放送，是眾多為肩關節病患所苦民眾的一大福音。

這是對於曾經或正處於肩關節疾患所苦，還有想要預防保健的民眾，一本相當實用的保健專書。絕對適合「超前部署」，人人必備。

萬芳醫院骨科
郭宜潔 主任

【推薦序三】

師承骨科權威，專業鑑別的筋骨專家，對症施治！

現代人的工作及生活型態，導致肩頸非常容易僵硬不適，但肩膀的疼痛是由許多不同原因所造成。

深入淺出，介紹骨科肩部常見病症

石英傑院長以多項最常見造成肩膀疼痛的疾病，做深入淺出的介紹，從病人常見的臨床問題、症狀，配合生理、解剖結構圖片，活潑地介紹骨科專科肩部常見病症，不但淺顯易懂，又輕鬆好記；用最簡單的方式，讓大家知道，長期肩膀疼痛的原因和正確養生方式。

骨科和傳統中醫早在石院長服務於北醫附醫時期，就有非常密切的合作。上班族、健身族、路跑族、鐵馬族，乃至菜籃族受傷之後，最重要的就是鑑別診斷，才好對症施治。骨科專科醫師就是專業鑑別的筋骨專家，透過科技檢查設備，包括超音波、X 光等，都可以補強中醫傳統理學檢查上的不足，並快速掌握患者受傷的強度、範圍，以及現在的發炎狀況。

超前部署，降低傷害，恢復健康

治療方式上，傳統醫學有針灸、穴貼、放血、拔罐、推拿等多樣方式，也有各式外用的藥洗、強筋壯骨、通經活絡的藥布藥膏，以針對肌腱、韌帶或骨折等受傷的不同層面與不同證型，而採取適當的醫療步驟，配合骨科專家的整合醫療，能夠更快速的超前部署，降低傷害、恢復健康，解決妳／你所不知道的坊間疑難雜症。

預防勝於治療，喜樂的心乃是良藥。有了石醫師院長博士級的詳細介紹，讓你／妳在還未受傷、骨頭氣血尚未瘀滯之前，就可以知道哪些危險動作，可能導致肩關節的受害，進而達到超前部署的預防。

憂傷的靈魂使骨枯乾，趕快遠離你／妳的「肩」苦人生吧！

台北醫學大學附設醫院中醫科前主任
林恭儀 醫師

【推薦序四】

專精骨科不藏私，開創肩關節治療新境界

石醫師是我在醫學院時期的同班同學，我們交情深厚。多年前，他就不斷思考如何把自己治療肩關節疾病的臨床經驗，分享給大家知道。欣見《超前部署！遠離「肩」苦人生，骨科醫師肌肉反向拮抗術》一書的出版，開創肩關節治療的另一個境界。

肌肉反向拮抗術，創新治療法大公開

石醫師不藏私、樂於分享的人生觀，在這本書中嶄露無遺。他樂於將自己「肌肉反向拮抗術」的創新治療方法公開，就是希望可以造福更多長年為肩部疼痛所苦的病患。

石醫師醫學素養深厚，不僅師承骨科權威謝銘勳教授，專精骨科疑難雜症與手術技巧；同時也是中醫傷科盧樹森主任的弟子，熟稔傳統中醫推拿整復手法與調養，是一位學貫中西的骨科醫師。

石醫師行醫過程，念茲在茲，時時提醒自己，如何運用中西醫的長處，提供病人更好、更有

效的治療方式。累積多年臨床經驗與實證後，石醫師融合中醫與西醫治療肩關節的經驗，去蕪存菁地將它們記載在這本書內。

個人曾在石醫師的診間學習，親眼目睹石醫師將中醫「徒手關節鬆動術」的整復手法，融入西醫的「肩關節擴張術」中，獲得驚人的治療效果，讓幾位被冰凍肩困擾許久的患者，初診當天便產生顯著的改善，讓我和病患震驚不已。而持續治療的個案，對於肩關節功能的復原狀況，也十分滿意。

成功實證，歸因細心、用心、初心與恆心

透過本書的出版，石醫師不但將中西融合的「肌肉反向拮抗術」介紹給大家，同時石醫師深入淺出的筆觸，將許多複雜的肩關節疾病與艱深的醫學用語，如肩峰下夾擠症候群、五十肩、鈣化性肌腱炎等，用淺顯易懂的文字書寫，搭配專人繪製的圖片，讓讀者可以輕鬆掌握肩關節的關鍵密碼。

在每一個章節的「石頭醫師．健康喬姿勢」，則是讓讀者迅速釐清坊間容易讓人混淆的醫學常識，如肩周炎不等於關節炎、什麼是PRP等。

此外，「反轉走鐘．肩膀回正案例」的小故事，是石醫師將「肌肉反向拮抗術」運用到病人肩上的成功實證。

透過每一個小故事，讓我們一起感受石醫師的細心與用心，在傾聽病患肩痛之苦時，石醫師不斷思考研究，為病患尋找更好的治療方法，鼓勵病患勇敢面對肩關節的病痛，他陪伴病患，走過「肩」苦人生，同時也提醒每個人愛護自己的肩關節，遠離「肩」苦人生。

肩痛往往在無形中凌遲你的身心，個人在診間看診時，也常常遇到自覺肩關節卡卡、怪怪的個案，那是一種說不上來的不舒服感覺，但又不會阻礙日常生活，因此病患往往不以為意，而忽略預防和治療的重要性，最後導致肩關節僵硬和功能惡化。

看完石醫師《超前部署！遠離「肩」苦人生，骨科醫師肌肉反向拮抗術》一書後，不但自己能清楚地掌握肩關節疾病的診治關鍵，同時也精確地提供診間病患，解決肩關節不適的方法。對於長期飽受肩關節不適困擾的你或家人，透過石醫師的書，可以發現肩關節不適的根本原因，儘早對症下藥與預防惡化，真正遠離「肩」苦人生。

誠摯推薦大家閱讀本書，不但可以獲得肩關節相關的醫學知識，更能感受一位醫師細心、用心照顧病人的初心，以及為中西醫結合而努力的恆心。

嘉義市西區衛生所
楊百文 主任

各界名人推薦語

由具有中西醫療背景的石頭醫師，整合理論與實證經驗，清楚闡明惱人的肩頸問題，是找回您健康的一本好書喔！

——麗星功能醫學暨幹細胞診所 **陳怡誠** 院長

首先，恭喜石院長出書了！

說到《超前部署！遠離「肩」苦人生，骨科醫師肌肉反向拮抗術》這本骨科書籍，應該對很多因肩關節疾病受苦，而不知如何的病人來說，正是「黑暗中的一道曙光」，不論是文字內容，插畫等，都可以讓讀者淺顯易懂地了解肩膀的大小問題，提供了如何能夠輕鬆對症，找回肩頸健康方法！

在此，再一次恭喜同門師弟——石英傑醫師，預祝你的作品榮登銷售排行榜冠軍！

——舒妍時尚診所 **周德財** 院長

兼具中西醫背景的石英傑醫師，以他豐富經驗分享，且體恤改善現代人肩頸不適症狀。找回健康的身體，讀這本書準沒錯！

——北醫骨科門診護理長 **林雅穗** 護理師

石醫師是我大學同窗，專研中西醫骨傷痠痛治療多年，此書是他對肩關節治療與防護的心得，值得閱讀學習，自我防治，遠離「不舉」人生！

——妙華中醫眼針聖手 **韓豐隆** 醫師

【自序】
二十年從醫歷程，骨科專業臨床全紀錄

「為什麼我要寫這本書？」

在撰寫這本書的過程中，不斷反覆出現這樣的念頭……。

從拜師到獨立執行手術，走了六年

「我寫這樣的書，會有人要看嗎？」、「又會有多少人記得書裡面的內容？」但我不管，我就是想寫，我就是想把這些年治療病人的經驗，或成熟又或是可議的療法紀錄下來，作為自己從醫二十年來的交代，也懇望在俯仰之間能無愧父母大人的養育之恩，以及師長們的諄諄教誨。

就讀醫學院時期，無意中在社團接觸了針灸學，從此便愛上了針灸的博大精深，更接下社長的職務，只為接續傳承針灸的使命。

當年小毛頭的我天真以為「習醫三年，無不可治之病」，一直到醫院之後，才瞭解「行醫三年，無可用之方」。

我在北醫時期，拜入骨科謝銘勳教授的門下，我從謝教授的身上揣摩如何當一名骨科醫師，老師從牽著我的手開刀，再到放手，讓我獨立執行手術，這個過程整整走了六年。六年是一個不算短的日子，但也因為有這樣的底蘊，讓我有足夠的學識去應付日後的疑難雜症。

石頭醫師的日常醫療書

人體有著奧妙的構造，骨頭、肌肉及神經之間，透過如何的聯繫，讓我們得以操作得天衣無縫？又是如何的失能，以致我們的身體出現了病徵？

因此，我希望能透過一本書，就是一本石頭醫師日常在做的醫療書，沒有浮華不實的內容，也沒有誇大的醫療效果，只是很平實地告訴你或妳，我在做什麼、我能做什麼……。

醫學是浩瀚無垠的領域，這本書可能的謬誤或不足，在所難免。而醫療觀念的日新月異，推陳出新，希望石頭醫師還能再出下本書來補述。不過，我想這並不容易，因為籌劃這本書花了近一年的時間，多少夜晚獨自挑燈夜戰，一邊看診，一邊想著書本的內容，甚至連睡覺做夢也會驚醒——「明天要交稿了！」想到還有下一本，我的頭皮都不免發麻！

最後，依舊不免俗的要感謝一票好朋友們，正是有你們的鼓勵，才能讓我完成這本書，還有抱病幫我繪圖的國詰叔叔。最後，還要感謝內人可麗，把兒子跟家裡照顧得無微不至，才能讓我無後顧之憂地完成心中想做的夢想。

石英傑

聲明

關於本書分享的臨床診斷、門診個案、治療面向、拮抗練習等，僅供評估參考之用；由於每個人的體質和狀況皆不同，在評估醫療方案或任何復健運動之前，最好先諮詢專業醫師。

當肩膀已經出現明顯症狀時，請讀者儘早尋求專科醫師診斷評估，避免情況持續惡化，才能遠離「肩」苦人生，找回身體的平安與健康。

Part 1

肩膀一歪，疾病疼痛跟著來！

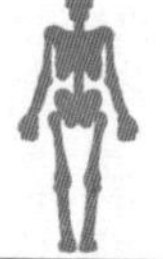

你知道人體關節中，活動度最大的是哪個關節嗎？

你是不是經常有一個疑惑，為什麼棒球投手、游泳選手容易肩膀受傷而退役？是不是常常有一種經驗，坐在辦公桌、揹著背包一整天之後，覺得肩頸僵硬不舒服？

不論是在骨科或是復健科，都可以看到因為肩膀不舒服的人來看診，為什麼肩膀這麼容易受傷？

01 骨頭、韌帶與肌肉，三者不得不說的關係……

一般日常活動或工作，例如打電腦、剁豬肉、打球、彈吉他，每種動作所使用的肌肉群可能會不一樣，如何鑑別不同的肌肉群？怎麼進行肌肉的牽拉來舒緩不適的症狀？針對肌肉群進行反向拮抗放鬆術，可以舒緩病患的不適。

「醫生，最近做家事的時候，手都舉不起來，每天都睡不好欸。」

「醫生，我的肩膀很不舒服，再痛下去，我都不能工作了！」

身為骨科醫師，在診療時會遇到各式各樣的病症，其中最常見的就是肩膀的疾病，不論是家庭主婦、勞動者或是長期坐在辦公室的上班族，都會有肩膀「卡卡」的問題，甚至有許多的ＯＬ會說自己就是「Lady 卡卡」……。

肩膀是人體活動度最大的關節，相對地，它的穩定度就比其它關節來得差。日常生活中，只要有過多的活動量及過大的活動角度，就有可能造成肩膀的損傷，要是沒有接受妥善的治療，可能造成未來不斷復發的惡性循環，最後影響日常生活。因此，若讀者有一些正確的概念，就能夠避免肩膀受傷之後的疾病發展。

提到肩膀如何活動之前，先來看看肩膀有哪些構造？大致上包含骨頭、肌肉及韌帶等組織結合形成一個完整的肩關節。

肩關節三大巨頭──肱骨、肩胛骨、鎖骨

第一個骨頭是「肱骨」。俗話說：「三折肱而成良醫。」指的就是位在上臂的「肱骨」折斷三次，就能當骨科醫師了。雖然是古人的玩笑話，卻也不難看出古人在騎馬射箭時，常會造成肩膀的損傷。肱骨之所以會折斷，通常是外傷所造成，在現代可能是車禍或從事較為激烈的運動時，不小心摔傷而骨折；但也可見於骨質疏鬆的老人家，雖然只是輕微的跌倒，也會因為骨骼強度降低造成骨折。

第二個骨頭是「肩胛骨」。位在人體的背面，外觀看起來像是飯匙，因而在閩南語稱為「飯匙骨」。附著許多肩關節重要的肌肉群。

最後的骨頭是「鎖骨」。位在人體的正面，外觀為S狀彎曲的細長骨，就在皮膚下很容易觸

摸得到。許多年輕女性在意的鎖骨線和一字肩，指的就是這塊骨頭喔！

這三塊骨頭主要構成了人體肩關節的硬體結構。

石頭醫師
健康喬姿勢

肌肉：由數量龐大的肌纖維所構成，具有收縮能力，富含血液而呈現紅色。

肌腱：肌肉的末端，黏附在骨頭上，讓骨頭可以活動，外觀為白色。

韌帶：連接兩塊骨頭，讓骨頭固定不動，外觀為白色。

關節囊：將關節包覆起來的膜狀物，外觀為白色。

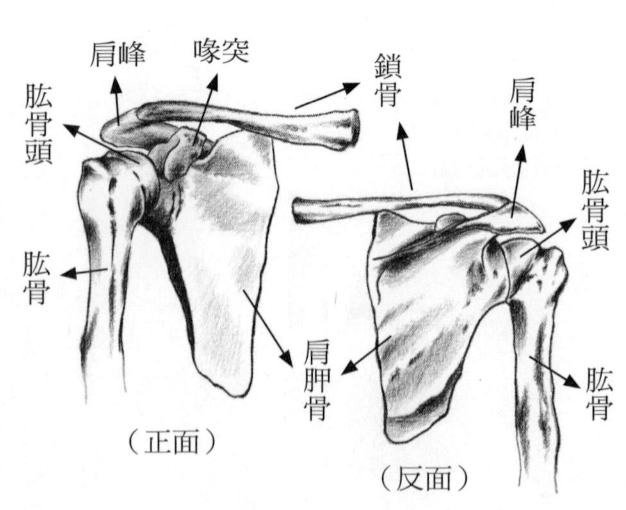

肩關節骨頭示意圖

肌肉及肌腱，肩膀活動的纜繩

韌帶是穩定肩關節的重要功臣，只要有它們在，肩膀才可以穩穩地被固定住。它們是連結兩塊骨頭的結締組織，主要功能是固定、支持及連接。所以韌帶的延展性很差，卻非常的堅韌。

若韌帶可以任意鬆動的話，那是非常可怕的事情，套句建築的台詞：「鐵定是豆腐渣工程！」因此，韌帶基本上是不動或是少動的軟組織。除了利用韌帶連接骨頭，肌肉及肌腱，在關節活動中扮演著關鍵的角色。

人體肌肉是由六兆多條的肌纖維所構成，每條肌纖維都比頭髮還要細上許多，卻能負擔超過一千倍自身的重量，肌纖維就像是橡皮筋一樣具有伸縮彈性的能力，可以變長，也可以縮短。

肌肉的末端就是肌腱，類似韌帶一樣非常堅韌，可以將肌肉及骨頭牢牢地抓住，所以為什麼人體的關節可以活動？原來就是靠著肌肉的伸縮來帶動骨頭的移動喔！

我們可以把構成肩關節外觀的肌肉群分為二大類：內源性肌肉群（Intrinsic）及外源性肌肉群（Extrinsic）：

內源性肌肉群，有六條肌肉：肩胛下肌、棘上肌、棘下肌、小圓肌、大圓肌及三角肌。

外源性肌肉群，有五條肌肉：斜方肌、提肩胛肌、闊背肌、小菱形肌及大菱形肌。

所謂內源性指的是肌肉的起點及終點，都是來自於肩關節的三塊骨頭。

外源性則指肌肉的起點是來自其它的骨頭，終點則是連結到三巨頭的任一骨頭上。

因此，對於肩關節而言，當然是「內源性肌肉」比較重要，因為內源性肌肉一旦發生問題，它會影響肩關節的兩塊骨頭，造成肩關節的不穩定。

內源性肌肉中的前四條肌肉——肩胛下肌、棘上肌、棘下肌與小圓肌，專門負責肩膀的旋轉動作，因此獨立出來命名為「旋轉肌」，它們的肌腱像長袖一樣牢貼在肱骨頭上，而被稱為「旋轉肌袖」（rotator cuff）。但為什麼旋轉肌袖很重要呢？其實並不是因為它的功能很重要，而是因為它們處在一個不安全的位置，因而容易造成旋轉肌袖的傷害。這個位置就是「上有鍋蓋，下有鐵板」的一個密閉空間，我們稱之為「肩峰下空間」（圖 1）。當這群肌肉受傷時，就會出現肩頸疼痛、無力上舉的現象，若不好好治療復健，可能會讓病況惡化。

於是，把肩峰下空間比喻為一個房間：天花板（鍋蓋）是肩胛骨的肩峰，地板（鐵板）是肱骨頭，外牆是三角肌，而旋轉肌袖就是位在這個房間內的四種傢俱。如此一來，讀者就可以有一個立體的概念去理解肩關節的構造了。從天花板到地板的距離（樓高）非常重要，因為距離變窄就會造成房間內的傢俱受到壓迫。換句話說，挑高的房子人人愛，而夾層的房子沒人要，就是這個道理。

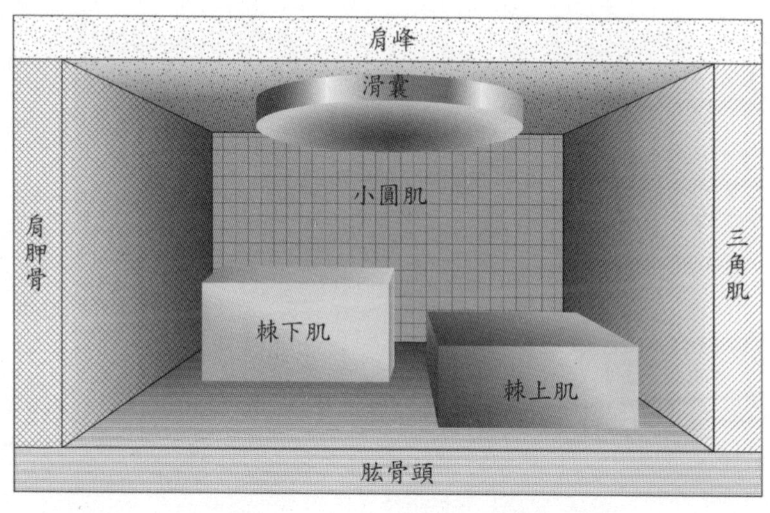

圖 1　肩峰下空間示意圖

上班族的職業傷害！

「醫生，我的肩膀好痠，看了好多家診所，不管是喬骨、中醫、西醫都沒有用，現在沒辦法好好工作。」

在我的診間經常遇到上班族的病患，需要長期坐在辦公室，只要一進入工作模式，他們的頭跟下巴都會往前傾、緊盯著螢幕，肩膀也會拱起來，長時間維持同一個姿勢，或重複同一個動作，痠痛感便會找上門，影響整天的工作情緒。

人體所有的動作都具有拮抗性，是由兩群不同的肌肉相互對抗所完成的結果，比如，我們有伸肌，就會有屈肌；有內轉肌，便有外轉肌。

藉由兩群張力相反的肌肉，用不同比例決定動作的大小。若屈肌的力量大一點，手肘就會往上彎曲；若伸肌出力較大，手臂就會伸直。（圖 2）

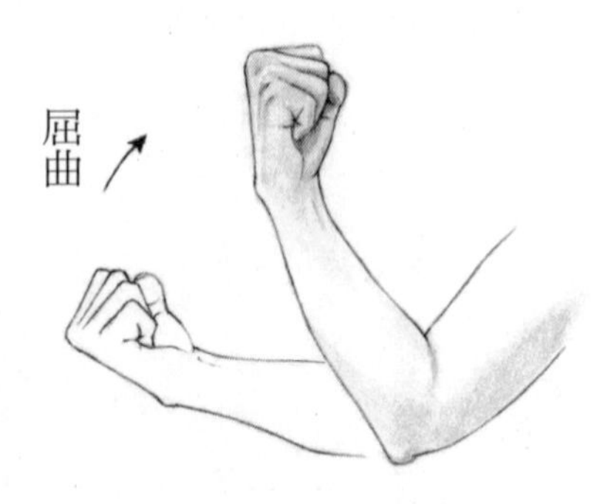

圖 2　伸展與屈曲的拮抗動作示意圖

如果有某個部分的肌肉過度使用，張力失去平衡，就會出現各種不適感、疼痛感，藉由理學檢查確認哪些肌肉出現問題，針對這些肌肉群進行反向拮抗放鬆，便可以舒緩病患的不適。

什麼？我有肌肉偏食症？

「醫生，既然會出現問題，那我都不要動呢？」像植物人一樣躺在床上都不動，當然不會有前述的問題，但他們會出現另一個問題——肌肉萎縮。因此，若我們反覆同一個動作，代表有一群肌肉要收縮，另一側的肌肉就被迫拉長。譬如要彎屈手臂，屈肌需要使勁收縮，才能不斷把骨頭拉過來，而收縮時肌纖維就會糾結成一團，長期下來便會導致肌纖維出現攣縮，甚至斷裂等狀況。

當肩膀產生疼痛感，需先從錯誤的姿勢與習慣進行矯正，在專業人員的指導下，學習反向牽拉，以恢復肩膀原有的狀態，不再惡性循環。有些人會藉由重訓鍛鍊肌肉，通常兩側的肌肉都會一起訓練，當他們訓練屈肌的時候，同樣也會訓練伸肌，不會只訓練單一肌肉群。

一開始就提到肩膀是一個穩定性較差的關節，基本上肩膀只要活動就是整組關節一起動作，牽一髮動全身，因此只要有一處受了傷，很難一下子痊癒。若肩膀有疼痛的情形，甚至影響到日常生活，此時需趕緊就醫。肩膀是需要花費時間、心力去診斷治療，讓專業醫師做出正確判斷，把握黃金治療期，以免影響生活品質。

02

痠痛麻，只要推拿就會好？小心跟你想的不一樣

俗話常說：「傷筋動骨一百天！」就是告訴我們，這些地方只要一受傷就會很難復原，需要花很長的時間保護它，讓它修復好。

明明可以很容易痊癒的事情，卻偏偏要等到嚴重時才要解決，為了避免讓更多人有這個困擾，身為一名骨科醫師，有必要提供大家正確的觀念。

「你這不是肌肉拉傷，最近做了什麼運動嗎？怎麼過了這麼久才來？」石頭醫師問。

「上個月陪小孩到公園玩飛盤，忽然肩膀痛了一下，我以為只是肌肉拉傷，回到家冰敷一下，想說過幾天就好了，誰知道竟然痛到現在，每天晚上都睡不好覺。」一位神情疲憊的爸爸來到門診，摸著肩膀苦惱地說。

肌腱、韌帶？傻傻分不清楚

之前提過，肩膀是由骨骼、韌帶、肌肉和肌腱所組成，連結

著手臂跟軀幹。

在身體結構中，肌腱跟韌帶均屬於重要的軟組織。肌腱與韌帶在外觀上十分相似，均是白色的組織，經常會被搞混。

不過，肌腱是肌肉的末端，黏附在骨頭上，用來傳遞肌肉收縮或伸展的力量，讓骨頭可以活動；而韌帶則是連接骨頭與骨頭之間的組織，主要功能是穩定關節，讓骨頭不能隨意亂動。

在肌肉末端的肌腱，由於流入的血液已經很少了，只剩下一些微血管，不像是肌肉有那麼豐沛的血流量，因此肌腱外觀便會呈現白色，韌帶也一樣沒有什麼血液流入。

所以，我們把肌腱及韌帶稱為「生理性缺血組織」，一旦受傷的話，修復的時間要比肌肉長上許多。

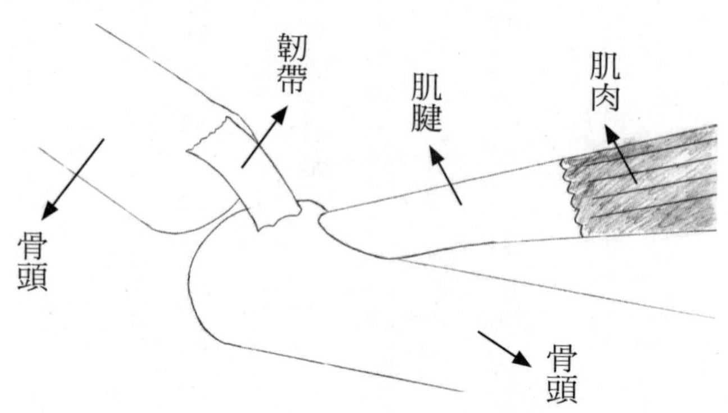

圖 3　肌肉、肌腱及韌帶示意圖

生理性指的是，你我都一樣，不論是貧民百姓或是達官貴族，大家的肌腱、韌帶都是一樣屬於缺少血液的組織。在醫學上，也有另一個名詞稱為「病理性缺血組織」，譬如糖尿病、動脈硬化、動脈栓塞等，則是因為生病了，才造成血液無法進入組織的情況。

身體受傷後，組織修復需要血液帶來所需的修復因子、修復蛋白質和其它的營養素。以糖尿病患者為例，高血糖會造成血管壁增厚，變得狹窄，甚至血管末梢都被塞住了。因此，為什麼糖尿病患者就算再小的傷口，都要特別注意？因為傷口缺血，所以難以修復，久了之後就變得潰爛，這時候如果又被細菌感染，可能需要截肢。如果引發敗血症，甚至會危及生命。

我在前面所說的「病理性缺血組織」，指的是病患因為某些疾病，導致後來的缺血；而「生理性缺血組織」，則是每個人體內的組織都呈現少血狀態，這些地方一旦受傷，就很棘手。

俗話說：「傷筋動骨一百天！」就是告訴我們，肌腱、韌帶這些生理性缺血組織，只要一受傷就很難完全好，需要花很長的時間保護它，讓它修復。

上述那位父親，正是肌腱受傷的病人，而不只是肌肉拉傷而已。

痠痛就找師傅？一不小心，越喬越嚴重

我相信，有不少民眾受傷時，會優先去國術館找「師傅」，而非求助正規的骨科醫師。

有些不適的症狀確實「喬一喬」會舒服很多，但有些情況是不能喬的，「喬」只會越來越嚴重，但偏偏一般的跌打損傷師傅無法判斷哪些人可以整骨？哪些人不能整骨？如果師傅有經過專業的訓練，可以選擇能夠整骨的病人，那麼效果可能會很好，就怕師傅沒有接受過正規的醫學訓練，當十個病人裡有七個可以整骨，剩下三人不能時，因為沒有受過訓練，就把三個人一起喬了，最後可能導致傷害加劇。

有哪些情況是不能整骨的呢？譬如，肌腱斷掉、韌帶損傷、急性鈣化性肌腱炎，甚至肩關節積水等，當有這些情況時，跑去請師傅整骨，只是火上加油而已。

我承認傳統的整骨術一定有它的道理，因為它實踐了幾千年卻沒被淘汰，時間證明了整骨術確實具有效果。不過，我們可以去蕪存菁，把不能整骨的病患挑選出來，建議他們到正規的醫院進一步檢查，這才是一個現代整骨師應該有的內涵素養。

03

老是肩膀卡卡，關鍵就在肩胛骨位置！

許多現代人的肩膀痠痛，是因為肩胛骨的位置長期偏移了，這是因為同一個動作做得太久，可能導致肌群間的肌力失衡，從而導致勞損症狀發生。

因此，當病人有肩背痠痛問題時，建議先接受檢查，找出造成痠痛的原因，再做反向的肌力伸展，提供並落實正確的衛教知識。

「醫生，我的肩背最近很不舒服，就算去推拿也只是好一下，過了不久又開始了。」臨床上求助的病人，大多是肌肉慢性疲勞的問題或是運動傷害。

之後章節會提到某些職業類別，經常會有一些習慣性動作，可能造成肌群間的肌力失衡，從而導致勞損症狀發生。也就是說，如果能夠檢視自己的習慣性動作，分析之後，經由反向伸展達到兩群肌肉的平衡，就可以達成自我療癒的效果。

我的背好痛！理學檢查找出關鍵

基本上，能夠調整的只有肌肉，沒有辦法動到骨頭，因為骨頭間已經被韌帶限制住了。

但是，人體有幾塊骨頭被肌肉肌腱懸吊在其他骨頭之外，所以位置是可以被改變的，我們稱之為「種子骨」，例如肩胛骨，被許多肌群懸吊貼在肋骨上面，所以當肌力不平衡時，就會造成肩胛骨的偏移。不過，這也分成「生理性偏移」及「病理性偏移」兩種。

「生理性偏移」指的是，當我們在做某些動作時，肩胛骨必須偏移才能完成動作，比如阿兵哥抬頭挺胸，站得直挺挺的，肩胛骨就會往內縮（retraction），這是生理性偏移；或是張開手環抱樹幹時，肩胛骨呈現外擴（protraction），它會遠離脊椎中線；又或是把手舉起來，肩胛骨會往上，把手放下來時，肩胛骨便會往下，這些都是屬於「生理性偏移」的範疇，肩胛骨會因為使用不同的肌群，而做出不同的動作。（圖 4）

「病理性偏移」則是過度使用單一肌群，使肌肉變得攣縮僵硬，而導致肩胛骨的不正常偏移。

當病患來到門診時，骨科醫生進行理學檢查就可以知道情況了。所謂的「理學檢查」指的是醫師用手，或使用儀器執行身體檢查，其實也跟傳統醫學強調的「望聞問切」一樣，利用視診、聽診、詢問病史、觸診，完整評估病人肩膀的位置、肌肉的鬆緊，還有一些特殊的檢查試驗等。

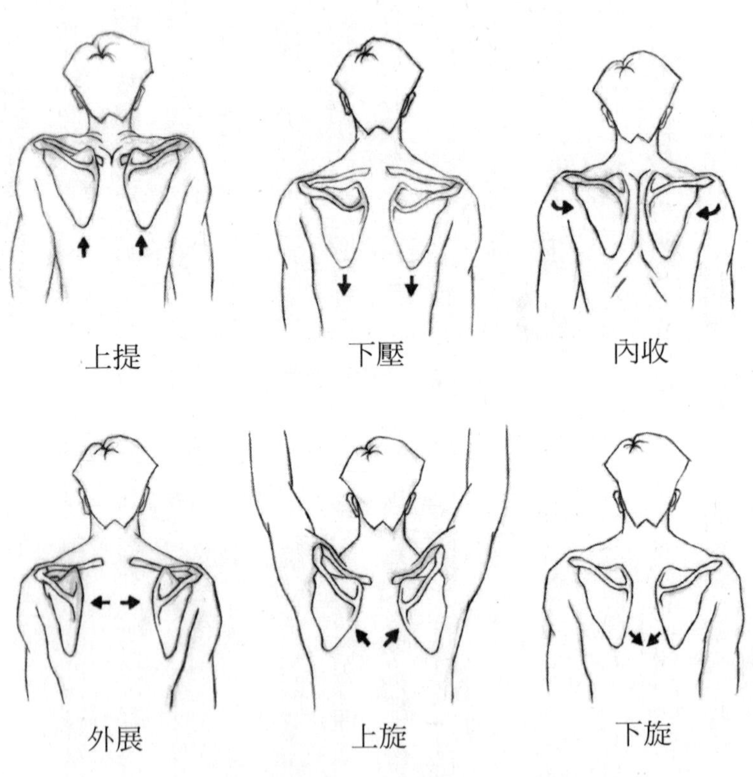

圖 4　肩胛骨生理性偏移示意圖

如果還有疑慮時，才會再另外安排超音波、磁振造影的檢查，但理學檢查是最基本且重要的檢查項目。

按摩上癮？小心變成慢性病變

「這就是氣結，要把它推開才有效！」當肩頸僵硬或痠痛不適，經常聽到師傅說這句話。

當一個人長期處在相同動作，造成某一個肌群過於緊繃或攣縮，這就是中醫說的「氣結」或「筋結」，師傅就會慢慢地把它揉散，病人頓時覺得舒服多了，這就是為什麼整骨推拿會盛行於民間，可見有其道理。

不過，為什麼病人會按上癮而常常去推拿呢？這是因為當病人回到家後，又維持同一個動作，當肌肉再次攣縮時，病人就會再次感到不舒服。當其中一個環節沒有改變，這只會成為惡性循環。

在不斷地放鬆又攣縮的過程中，肌肉就會慢慢變成疤痕組織，最後演變成慢性病變，因此，當病人有肩背痠痛問題時，建議先接受檢查，找出造成痠痛的原因，再教他做反向的肌力伸展，提供並落實正確的衛教知識，才能終結惡性循環。

記住，唯有自己才能夠及時、不間斷地放鬆緊繃的肌肉。如果只是給推拿師按摩三十分鐘，或者到復健科診所做半小時的復健，時間都很短暫，無法在當下解決痠痛問題。當你今天做了什麼長時間的動作，就要立即放鬆肌肉，唯有如此，才不會把今天的疲勞留給明天解決，這樣就能避免許多的文明病。

每天伸展八次，擺脫虎背熊腰

「醫生，什麼是緊繃啊？我沒感覺到緊緊的啊！」

「那你摸摸看我的肌肉。」

「哎呀，石醫師，你的肌肉好鬆軟。」病人發出驚呼。

身為一名醫師，工作時間長且非常緊湊，我從早診看到晚診，一週看診六天，這些年來很少間斷。每當看完幾個病人後，就會趁中間的空檔，使用反向的伸展法去拮抗緊繃肌肉，只要覺得哪裡有點緊繃，就會想辦法拉回來，所以直到現在，我的肌肉群非常有彈性。

上班族使用電腦一整天，頭部都會往前傾，伸展時就要往後拉；打字手掌朝下，就要手掌朝上伸展；肩膀會內縮，伸展時就將肩膀外擴，常常做這三個動作，讓肩頸肌肉放鬆，一天至少做個七、八次，才有辦法讓肌肉及時放鬆。

大家都知道心臟肥厚是不好的事情，因為肥厚的心臟需要花更大的力氣讓它跳動，當有一天它沒有力氣導致罷工，就會造成心臟衰竭。同樣地，肌肉肥厚可能會造成落枕，因為肩膀的肌肉已經變得沒有彈性，所以只要一個動作不對，肌纖維就會拉傷而斷裂。

當肌肉沒有放鬆，又要不斷地克服壓力，就會慢慢增厚。臨床上，我經常遇到四、五十歲的女性，將她們的肌肉切開之後，便會發現細胞沒有變多，只是體積腫大起來。

醫學上有「肌少症」，但沒有肌多症，因為這類患者的肌細胞並沒有變多，只是肌肉細胞體積變大而已，所以他們並不是真正的強壯，典型的中看不中用。

平日自己若有些輕微的不適症狀，透過正確的衛教知識，的確可以達到減緩、自我療癒的效果。不過，當肩膀疼痛的症狀持續存在時，請各位讀者還是要儘早尋求專科醫師的協助，以避免情況持續惡化。

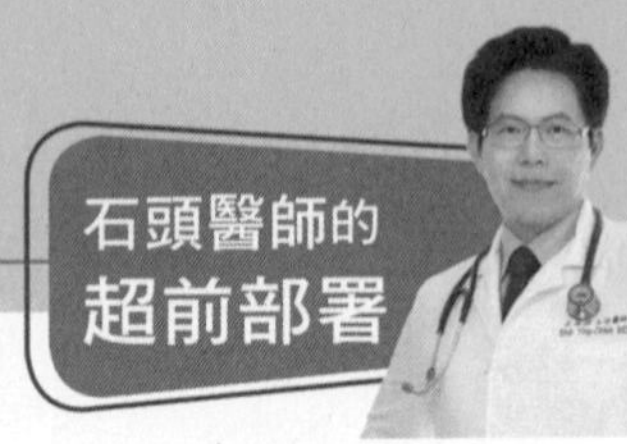

肩膀不歪，疼痛不再來

◆先檢視自己平時做家事、工作、運動時的習慣動作；或是沉迷於哪些事物，如低頭滑手機或其它電子產品。然後以相反的方向進行伸展，即可達到肌肉反向拮抗放鬆的效果！

◆意外受傷在所難免，如果一旦跌打損傷後，請不要急著找師傅「喬骨」，先給骨科醫師檢查，照個X光，確認骨頭沒問題了，再來選擇中西醫治療的方式。

Part

2

別再花錢按摩了，和肌肉反向拮抗，並「肩」作戰！

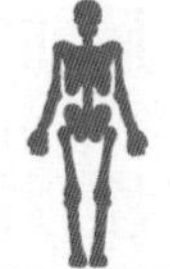

有些人認為一點小病算不了什麼，不過骨骼肌肉系統是身體的勞動部門，長年幫助我們完成許多工作，唯有善待它，它可以為我們終生效勞，毫無怨言。一旦它罷工了，你就得受苦動手術或提前退休了。

01 久坐族注意，杜絕肩頸痠痛靠這招！

在日常生活中，上完廁所擦拭臀部、女性扣內衣的動作，都是靠肩膀肌肉內轉所完成。

所以，當病患發現自己已經沒辦法像之前一樣，可以輕鬆往後扣內衣，或者是手無法往後擦屁股時，其實這已經是身體發出警告了，暗示肩膀的內轉有了問題……。

嘉惠是一名坐在辦公室的白領，每天至少八個小時都要身體向前傾盯著電腦。

等到六點一到，又要趕著到超市採買日常用品與食材，拖著疲累的身軀回到家，看見雜亂的房間，只能無奈地捲起袖子，開始煮飯、打掃、洗衣……。

扣不著內衣、擦不著屁股，梳不到頭髮，肩膀發出的警告？

「呼！肩膀好痠！」結束之後，嘉惠躺在沙發上敲著肩膀嘆道。

一整天下來，嘉惠的動作都對肩膀帶來極大的負擔，更容易連帶讓肩膀周圍的肌肉跟著僵硬變得疲勞。如果姿勢不良，更容易讓肩頸累積疲累，甚至造成疼痛，影響日常生活。

有鑒於此，我希望大家透過「拮抗平衡原則」，鬆開自身的肩頸、背部肌肉，改善肩膀僵硬，促進血液循環。

請各位讀者回想一下，或是放個鏡子觀察自己，你打電腦的姿勢是什麼樣子？

我們敲著鍵盤打字時，手掌一定是朝下的姿勢，這個動作就是所謂的肩膀內轉，日常生活中，上完廁所擦拭臀部、女性扣內衣的動作，也是使用肩膀內轉的肌群。

所以，當病患發現自己已經沒辦法像之前一樣，可以輕鬆往後扣內衣，或者是手無法往後擦屁股時，其實這已經是身體對妳的警告了，暗示肩膀的內轉有了問題。

再來我們說說外轉，外轉最常見的動作就是梳頭髮，當妳發現沒辦法抬手梳頭髮，或是開始要以頭就梳子時，就代表肩膀外轉有問題。

所以，在臨床上，我們可以靠梳頭髮和擦屁股的動作，判斷是內、外轉哪裡產生了病症。

打電腦、玩手遊，肩膀痠痛的罪魁禍首

根據前面所述，上班族整天敲打著鍵盤的姿勢，需要上臂向前屈曲及內轉，而肩膀會做外展的動作。所以，光是普通的打電腦就會有三個動作發生：內轉、前屈以及外展。除了打電腦之外，玩手遊、打電動玩具的人也會有相似的動作。

內轉、外展、屈曲這三項動作，都會牽扯肩關節的肌肉——闊背肌、大圓肌、前鋸肌及三角肌，長時間的姿勢不動，肌肉群便會處在一直收縮的狀態，最後就會導致肩膀處於肌力不平衡的狀態。

「肩膀後外緣經常痠痛！」這類病患通常因為無法忍受而求助醫生。

當肩膀因打電腦處於肌力不平衡時，上臂會內轉，而肩胛骨通常會往外擴，當發生這類情況時，我會要求病患要「往反向拉伸」。

因為打電腦、玩遊戲都是「內轉」，所以我們就要反向做「外轉」的動作；「外展」就要「內收」；「屈曲」便要「伸展」，如此，便可以把肌肉群給平衡回來。

平時可以先觀察自己內轉的動作多？外展的動作多？抑或是屈曲的動作比較多？適度地調和復健的動作，你的大圓肌就會放鬆，不會有痛點的情形出現了。

因此，每當有上班族群的患者來到門診，石頭醫師先是做一些例行檢查，確認肩膀結構沒有

問題，只是因為肌力失衡造成的痠痛，就會建議他們：「先回家檢視自己的習慣動作是什麼？」

造成肌肉失衡的原因，可能是內轉、外展、屈曲各種姿勢因素，所以醫師沒有辦法馬上得知，只能讓病患回家仔細觀察，並把它紀錄下來，再按照習慣的反向去做拮抗放鬆動作，雖然無法馬上見效，但會越來越好。（肌肉拮抗示範照，請參閱附錄「超前部署！肌肉反向拮抗自療放鬆術」）

反轉走鐘 肩膀回正案例

長期肩膀痠痛，苦不堪言的秘書小姐

三十八歲的王小姐是一名經理祕書，每天有打不完的報告，整天都盯著電腦，甚至只要一忙起來，就會忘記喝水、上廁所，更遑論要記得經常活動她的肩膀。

「每天都要忙死了，回家就只想躺著，怎麼會記得活動肩膀啊！」

王小姐因為右側肩膀長時間痠痛，就算去給人按摩也只有短暫的效果。我先幫她做理學檢查，將她右手臂往上舉，發現有一些活動受限，但是卻沒有疼痛的感覺，並且將她的肩膀關節做旋轉檢查時，也沒有任何問題。

接下來，比對肩胛骨的位置，發覺右邊肩胛骨（對比左邊肩胛骨）有往外下偏移的情況，可能跟她的習慣動作有關。原因就在當她打電腦時，上臂會做內轉跟前屈，肩胛骨會外展，長期下來導致肌肉群攣縮（尤其是前鋸肌），讓肩胛骨往下墜。

這種病症還是需要靠病人後續自行進行反向肌肉拮抗放鬆，醫生只能處理一時的症狀，無法提供長久的療效，當下可以幫你緩解、止痛，可是止痛只是治標而非治本，最根本還是在於病人了解狀況之後，如何避免這樣的情形，從源頭去改善。

就好像病人一直在感冒，醫生只會開藥讓感冒症狀消失，可是你應該要檢視自己為什麼常常感冒，是不是晚上被子沒有蓋好？冷氣開太涼？還是缺少運動導致抵抗力下降？你要自己去思考如何避免之後，感冒才不會再犯。否則醫生只能幫忙緩解感冒症狀，沒辦法一勞永逸，醫生不是萬能，長久健康之計，還是要靠自己做起。

02

習慣動作對抗，和「痠痛藥布」說再見！

剁豬肉的動作，就是將手抬起之後剁下，這個動作就像是棒球投手的投球姿勢。棒球投手在每次投球時，都要高舉手臂蓄力之後，將肩膀過度外轉以增加投球的力道，這是投球瞬間最重要的時刻，也是最容易受傷的時刻。

這個動作包含了「上臂外轉」與「肩胛骨外展及外旋」，對肩膀的負荷極大，可能產生投手肩等運動傷害，嚴重的話，也會影響到選手的運動生涯……。

總是在傍晚時分，從鄰居家傳來陣陣的琴聲，已經聽過許多遍的練習曲，偶而夾雜著小小的失誤，一遍遍、不間斷地苦練多年，最後站在舞台上發光，接受觀眾們熱情的掌聲。

然而，在辛苦努力的背後，是音樂家們都要面臨職業傷害的問題……。

音樂家的職業病，拮抗動作解決煩惱

吉他一直以來都是許多人喜歡的樂器，有一些人也會選擇加入吉他社學習吉他，成為他們的

第一項樂器。那麼，是否有人注意到台上發光發熱的吉他手，他的左手是什麼樣的姿勢呢？

吉他手將左手按在弦上，這剛好就跟前一章節提到的敲打鍵盤相反，手掌是朝上的，所以他用的就是另一個肌群，主要是外轉，長久之後，彈吉他的左手可能就會出現一些痠痛情況。

舉凡這類吉他手的問題，又該如何解決？首先，按壓琴弦因為左手掌心是朝天的方向，是外轉的動作，接著移動到外側的弦上，肩胛骨呈現內收的姿態，所以吉他手經常有肩膀外轉、肩胛骨內收的問題。如此一來，就會常常造成某一肌群緊繃導致肩膀痠痛。

諸如此類的病人，他不會準確地說是肩膀後面痛，可能只會表示：「醫生，我的肩膀好痠、好痛！」

這是為什麼呢？因為他牽扯到的就是旋轉肌的兩塊肌肉——棘下肌和小圓肌。像這樣的病人，我們就要回過頭來，做出打電腦的姿勢，往自己的身體內側做動作，手掌要朝下，做內轉的姿勢，這樣子就可以讓小圓肌跟棘下肌放鬆；而肩胛骨內收則會導致菱形肌的攣縮，造成肩胛骨內側會疼痛，也就是俗稱的「膏肓痛」。

再來就是小提琴家，他們又比吉他手多了脖子的問題。由於小提琴家通常要以左頸固定琴身，側著頭進行演出，長期下來，脖子就會容易緊繃。為了要讓頸部肌肉放鬆，需要將脖子往右邊的方向伸展，肌肉拮抗，放鬆回來。

因為，小提琴家需要使用脖子及肩膀，將小提琴夾住，姿勢就像是夾著電話筒講話一樣，於是連接脖子及肩膀肌肉群（斜方肌及提肩胛肌）會呈現攣縮狀態，這時候患者需要做的是：往另一側偏回來，這就是一個互相拮抗的概念。

投手肩膀一受傷，運動生涯即夢碎？

我遇過在菜市場剁豬肉的病友，當他們剁到大骨時，手抬起來，再大力地剁下去。大家可以試試這個「剁」的動作，手會先高舉過頭，然後肩膀外轉，增加剁下的力道，因此常會遇到痠痛的問題，經常在肩膀上貼滿了「痠痛藥布」。

其實，不只是豬肉攤販，如果平時的職業，需要運用相似的動作，也都會有同樣的症狀發生，譬如斬雞頭、打樁的工人、棒球投手，又或者是網球員擊發球的姿勢，都會造成外展外轉的情形。

剁豬肉的動作，就是將手抬起之後剁下，這個動作就像是棒球投手的投球姿勢。如果你看過棒球比賽，可以觀察看看，棒球投手每次投球時，都要高舉手臂蓄力之後，將肩膀過度外轉以增加投球的力道，這是投球瞬間最重要的時刻，也是最容易受傷的時刻。

這個動作包含了「上臂外轉」與「肩胛骨外展及外旋」，因此對肩膀的負荷極大，可能產生投手肩等運動傷害，嚴重的話，也會影響到選手的運動生涯。

有些棒球投手喜歡投變化球，外轉的角度更大，有時會有半脫臼的情況，整個脫臼比較少見。可能肱骨頭會跑出來一點點，甚至會夾到肱二頭肌肌腱或是關節唇。因此，若棒球投手的暖身運動沒有做足夠時，就會很容易受傷，對運動生涯有極高的風險。

所以，建議這些相關職業的人，手需要反向做內轉及肩胛骨內收（抬頭挺胸）的動作，如此一來，才會讓肩胛骨比較平衡，跟「痠痛藥布」Say Goodbye！

站衛兵姿勢，不做小心提前退休！

從事各種職業，一定會使用到骨骼肌肉，不管是坐在辦公室的勞心工作，或是曝曬在烈日下的勞力行業，只要維持同樣姿勢太久，包括肌肉、肌腱、韌帶、關節都會產生疲勞。

舉凡搬家工人、公車司機、聯結車司機，以及卡車司機，因為大客車有別於轎車，方向盤通常很大一個，需要做到幾乎是「環抱方向盤」的動作，這時候就會出現一些問題。

司機們在駕駛著大客車時，環抱著方向盤，這就是所謂「肩胛骨外展」的動作。我會建議，司機們可以在停等紅燈的空檔，做站衛兵抬頭挺胸的姿勢，把肩關節的外展肌群拮抗放鬆回來。

而搬家工人的話，我常常叫他們做聳肩、縮脖子、聳肩、縮脖子的循環動作（圖5），其實就是在放鬆肌肉。「聳肩」尤其重要，縮脖子會動到另外的頸部肌肉，就依病患各別的狀況進行評估。（詳細動作示範，請參閱附錄「04聳肩縮脖子」、「05站衛兵」）

肩膀的疾病很煩人，又容易復發，雖然不至於致命，但光是影響到生活品質及工作，就令人受不了。因此，這可以說是好解決的毛病，也可以說是頑固的疾病。

每個人都為了生活而刻苦耐勞，經常覺得一點小病算不了什麼，不過骨骼肌肉系統是身體的勞動部門，長年幫助我們完成許多工作，唯有善待它，它可以為我們終生效勞，毫無怨言，一旦它罷工了，你就得受苦動手術或提前退休了。

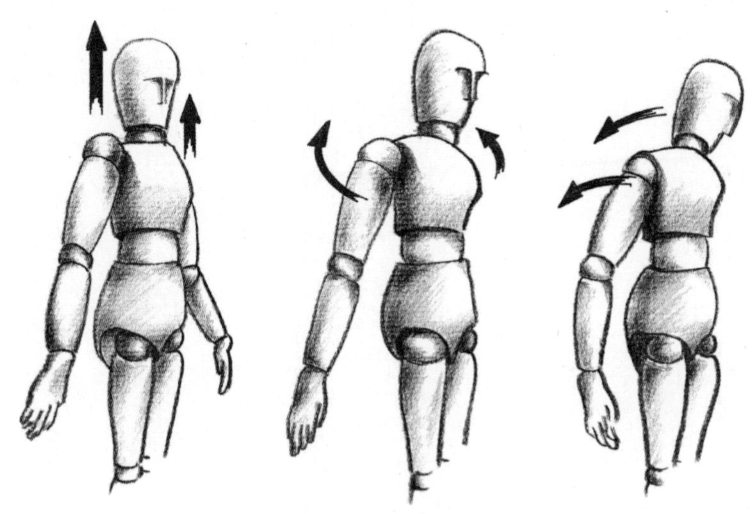

圖 5　聳肩、縮脖子動作示意圖

反轉走鐘 肩膀回正案例

剁豬肉成網球手，無法工作的陳先生

「醫生，我最近右側肩膀很痛，沒有辦法施力，現在完全不能工作啊！」

四十二歲的陳先生，擁有一百九十二公分的身高，是菜市場分解豬肉的攤販，他來到我的診間，希望可以讓他早日回到工作崗位。

剁豬肉導致右肩疼痛，經濟來源恐中斷

陳先生的症狀是右側肩膀疼痛，手上舉時會感到疼痛、無法施力，以致於影響到他的工作，無法順利地肢解豬隻。

「我不是賣豬肉的，工作主要是幫攤販分解豬隻，工作時間從早晨到中午。」陳先生說明了一下他的背景，「我一天至少要分解五十頭豬！」

他在上舉的時候會疼痛，疼痛到無法施力，由於症狀會影響到病人的生計，所以我先幫他進行理學檢查。於是，我左手抓住病患肩關節的上方，右手將病患手臂上舉及轉動時，發覺肩關節可以活動，也沒有疼痛感。因此，判定既沒有肩峰下夾擠，也沒有關節沾黏的現象。

也就是說，他的疾病並不是在肩關節，而是在關節以外的肌肉有問題。長期使用上臂外轉及肩胛骨外展及外旋（醫學稱為向上旋：upward rotation），影響到三角肌、棘下肌、小圓肌以及前鋸肌。為了要迅速解決他的疼痛問題，才能讓他盡快回復到良好的工作狀態，因此我幫他注射了類固醇在阿是穴上，也就是激痛點（trigger point），先做肌肉注射，再給他一些藥物緩和疼痛感。

反向拮抗動作，預防痠痛再次發生

三天後回診，病人自覺好多了，我又告訴他：「雖然這次幫你解決了疼痛，但你痠痛不會痊癒，如果再不注意，很快你又沒辦法工作了！」

「啊，這樣不算好喔……。」

「我現在只是幫你解決掉『果』，但『因』並沒有解決。『因』就在你的身上，因為你的動作頻繁重複，所以你必須知道自己的姿勢問題，才能避免痠痛再度找上門。」

後面的診療時間，我詳細地告訴他哪一個肌群出了問題，應該做肌肉反向拮抗的動作。

一開始，病患很排斥，告訴我：「醫生，我每天剁五十隻豬已經很累了，怎麼還有力氣去做反向拮抗？」

「這是你自己的手臂，我已經提供資訊與正確的復健動作，做不做在於你嘍！你就算再累，為了自己和家人，還是要做反向拮抗的動作。」

跟他分析利弊之後，他慢慢地聽進去了，後續加入了內轉、向下旋的動作，因此已經好長一段時間沒有看到他了。症狀緩解了，也可以避免併發後遺症，延長工作的壽命。

若不讓病患了解嚴重性的話，也許過了幾年，肌腱就會斷裂，到了那個階段就一定要動刀了，吃藥跟打針都只是暫時延緩而已。

03

別再等，從現在好好對待肌肉！

家庭主婦也做了半輩子的家事，可能從三十歲就開始當全職家庭主婦，做了二十多年的家事，全年無休，以為可以開始休息享享清福。然而，卻因為年輕時，沒意識到要好好預防，病痛累積了二、三十年，沒想到肌肉開始反擊了……。

張阿姨是名全職家庭主婦，從年輕時就包辦照顧小孩、洗衣做飯、打掃家裡等工作，平時只是一些部位痠痛，阿姨貼了痠痛藥布就繼續做家事，晚上常常因為腰痠背痛而無法好好睡覺。

「醫生，平常都會腰痠背痛，之前貼一下痠痛藥布就好了，現在變成全身都在痛，也不知道是哪裡痛……。」在孩子的陪伴下，來到醫院檢查。

肌肉的反擊，家庭主婦的「綜合疾病症」

家庭主婦經常會全身痠痛，

是因為一下子要拿著鍋子炒菜，肩膀會痛；一下子又要跪下來拖地，膝蓋會痛；一下子又要曬衣服……。

家庭主婦整天做家事，身上的每個部位都會勞動到，導致全身痠痛的「綜合疾病症」。

像我們平時的工作，通常只要做單一動作就好了，但媽媽們並不是，她們的工作需要買菜、煮飯、拖地、洗衣服……，因此家庭主婦也是骨科的常客。有一些來門診的病患，都是六、七十歲的阿姨，她們可能做了一輩子的家事，全年無休，以為可以開始休息、享享清福，卻因為年輕時，沒意識到要好好預防，病痛累積了二、三十年，直到現在肌肉開始反擊了。

因為仗著年輕沒有注意，等年紀大了之後，只能無奈接受身體的反擊，因此我希望年輕人應該從現在就開始預防，如此才不會在六、七十歲時，變成虎背熊腰。

每一個媽媽、阿姨來找我時，常常已經是「虎背熊腰」的狀態，於是我的頭就很痛。

因為到了這個模樣，代表著筋肉已經處在慢性肥厚的病態。這種器質性病變常合併有肌腱病變、關節退化、脊椎骨刺神經壓迫等，治療上就會非常棘手，基本上要開刀的機率很大，都要往治療關節退化、解除壓迫或修補肌腱這個方向走。

「如果藉由醫生之前說的『肌肉反向拮抗動作』，往反方向拉一拉，會不會好？」

「不會。」因為演變到這個狀況，表示是器質性病變，是實質的問題，會造成組織永久性的損害。

十分鐘伸展操，放鬆身體肌肉群

有鑑於此，這本書就是要在還沒有發生這些問題之前，提醒大家從現在開始預防，真正達到「超前部署」的目標，以免到了六、七十歲時，病痛纏身，那就真的勞民傷財了，不僅花錢，還要花時間，最後還不一定是好的結果。

及時放鬆疲勞的肌肉，是很重要的一件事，今天的疲勞，一定要今天解決。所以，當我們說上班很累，只想回家躺在床上休息，一天、兩天不做反向拮抗沒關係，但是一定要時時刻刻記在心裡。如果是幾個月、半年或一年都沒有做反向拮抗放鬆的運動，肌肉都會把你帶給它的痠痛，通通記下來，等到年紀大之時，再全部通通還給你！

我想到國小的時候，升旗後都要做早操，那時候的我還覺得無聊又無趣，現在才發現早操的動作，其實都是想辦法讓你的肌肉放鬆。只是小時候的我們都心不甘、情不願地做。

其實小孩子真的不見得要經常做，但是勞動者、上班族真的一定要做一些拉伸的動作，這樣才能讓肌肉達到放鬆的效果，大家不要小看這個基本功，只要你認真做，總有一天會回饋給你；要是不認真做，總有一天也會等到要你歸還的時候。

小時候的我們，肌肉都很柔軟，說下腰就下腰，甚至可以看到後面的同學，那時候只覺得有趣。長大了以後，才知道肌肉的柔軟度，真的很重要。

老師都會要求我們養成做早操、伸展全身的習慣，只可惜這個習慣通常都沒辦法延續到長大。所以，這裡還是要再度鼓勵大家，上班族可以養成上廁所時，做做幾分鐘的伸展操；老人家就可以打打太極拳、練練土風舞等，這些都可以有效放鬆身體內的肌肉群。

我們不一樣！反向拮抗也有個體差異

現今的上班族可能會固定下班去健身房做訓練，養成規律運動的習慣。

當運動完之後，還是要檢視自己平常的動作姿態，把肌肉反向拮抗放鬆回來。這是教練很難去注意的部分，或者因為十個人一起上的團課，就很難有個體差異，讓老師分別檢視。

通常，老師教的可能是一般情況，但學員裡面有不同的職業類別，需要使用與著重的肌群就會不一樣。

雖說老師教的動作都是好的，對於身體狀況和肌力很有益處，但還是要有個體差異，根據職業別、習慣的肌群不同，放鬆的部分也會不同。

瑜珈其實也是在放鬆，但是瑜珈老師不是教拮抗動作，他們是在教學伸展。曾經有一些案例，可能是上課老師求好心切，當腰彎不下去時，他會硬壓學員腰部，結果導致肌肉拉傷，於是跑來門診。我手上就有好幾個因為練瑜珈而拉傷的病患。

每個人的情況不一樣，年齡、肌肉狀況、骨頭狀況都不一樣，千萬不能說：「老師可以做到，怎麼你不行？」

就像是讓平常只跑幾公里的石頭醫師，去跑一百公里一樣，這怎麼可能呢？但確實有人可以跑到一百公里啊，那是因為這個人平常有在訓練，心肺、肌肉狀況都不一樣，所以不能笑石頭醫師：「為什麼他可以跑一百公里，你卻不行？」

每一個人狀況都不一樣，相信老師、相信專業沒有錯，但也要熟悉自身的狀況，才能保護自己，也保護別人。

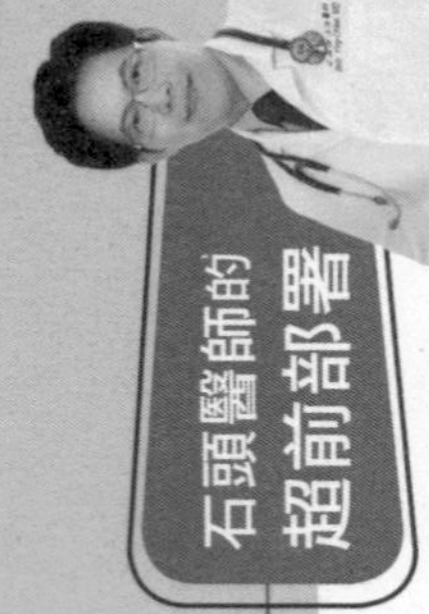

反向拮抗，並「肩」作戰

◆不同職業別的肌肉反向拮抗術

職業類別	慣性動作	肌肉反向拮抗動作
上班族（打電腦敲鍵盤）	上臂前屈及內轉（手心朝地） 肩胛骨外展（雙手環抱姿勢）	上臂後伸及外轉（手心朝天） 肩胛骨內收（站衛兵姿勢）
吉他手	上臂前屈及外轉、肩胛骨內收	上臂後伸及內轉、肩胛骨外展
小提琴手	上臂前屈及外轉、 肩胛骨內收、頸部左側彎	上臂後伸及內轉、肩胛骨外展 頸部右側彎
豬肉攤販（剁肉）	上臂外轉、肩胛骨外展及上旋	上臂內轉、肩胛骨內收及下旋
公車司機	上臂前屈、肩胛骨外展	上臂後伸、肩胛骨內收
搬家工人（背部搬傢俱）	肩頸前屈、上臂後伸及內轉	聳肩縮脖子、上臂前屈及外轉

◆由於每個人的習慣動作或許有些微差異，各位讀者可以自我分析後，採取排列組合的方式，安排專屬於自己的肌肉反向拮抗術。

Part 3

斷開惱人的五十肩，不再輾轉難眠！

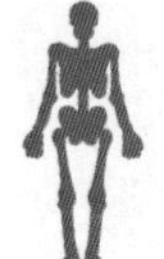

五十肩的病程大約兩到三年，從關節沾黏慢慢緩解到解凍，疼痛會減輕或消失，但大約百分之八十的患者會留下程度不一的活動限制，無法完全回復到原來的樣子。

因此，耐心配合專業醫師的治療、定期復健，就可以縮短僵硬期，並加快恢復的速度，早日脫離苦海。

01 天啊！我的肩膀被「凍」住了？

當肩膀使用過度或使用不當之後，因為發炎造成疼痛，會減少肩膀的活動，導致組織纖維化，讓關節囊變厚攣縮，使得肩關節的活動範圍愈來愈小，不知不覺落入惡性循環，最後造成關節全面性沾黏……。

「我都已經七十歲了，怎麼還會有五十肩？」

「我還沒到五十歲，怎麼就得了五十肩？」經常在門診遇到病人發出這些疑問。

「五十肩」這個名詞經常出現在生活周遭，從字面上來看，許多人自然而然地會認為只有五十歲的人會得到。

事實上，「五十肩」只是因為好發在五十歲前後的年齡層而得名，所以日本人稱之為「五十肩」，而台灣醫學界深受日本的影響，因此也俗稱為「五十肩」。

實際上，患者不乏三、四十歲，或六、七十歲的族群人口，年紀只是參考，也不是中老年人的專利，任何年紀的人都可能會罹患五十肩。但臨床上真正的五十肩，指的是冰凍肩，只有百分之二至五的病人會得到，後面再詳細介紹。

動彈不得！痛到晚上睡不著

診間走進一名五十五歲的婦人，她表示今年初右肩就開始感到疼痛，隨著一天天過去，疼痛愈來愈劇烈，到了最後手臂無法往上舉，不僅無法穿脫衣服，晚上甚至痛到無法入眠……。

五十肩又稱為「冰凍肩」（Frozen Shoulder），真正的學名則是「沾黏性肩關節囊炎」（Adhesive Capsulitis）。肩胛骨關節盂和肱骨被一層類似保鮮膜的組織所包覆，稱為「關節囊」，囊內充滿具有潤滑作用的液體，讓關節可以順利活動。

當肩膀過度使用或是曾經受傷（使用不當）之後，因為發炎疼痛使我們下意識地減少肩膀的活動，導致組織纖維化，讓關節囊變厚攣縮，使得肩關節的活動範圍愈來愈小，不知不覺落入惡性循環，最後造成全面性沾黏。

主要症狀就是關節疼痛、活動角度受限，肩膀就像是被冰凍一樣，無法動彈。

多數的五十肩患者不論是將手放在後背、往前舉高，以及舉手抓耳朵都會有問題。是不是經常聽到家中的長輩抱怨穿衣、洗澡、做家事時，只要手一抬到某一個角度，就會喊痛？

因為已經造成日常生活的不便，於是就醫檢查，拍攝X光或超音波檢查後，通常沒有什麼特別變化。

同為五十肩，肩周炎、冰凍肩大不同！

坊間很多書或是網路文章，常常把肩周炎（初期）、冰凍肩（後期）混為一談。事實上，我認為這是指兩個不同階段的相同疾病。

五十肩可以根據病症發展情況，分成兩種——初期的肩關節囊周圍發炎症候群（簡稱肩周炎），以及中後期的沾黏性肩關節囊炎（俗稱五十肩、冰凍肩）。

先說一下，我這麼認為的概念。

你認為HIV跟AIDS是一樣病徵的嗎？可以說它是一樣的，可是卻又不一樣。

HIV就是所謂的愛滋病病毒帶原者，是指初期已經有病毒在體內了，可是控制得還不錯，並沒有讓它失控，所以停留在HIV carrier的階段；而經過一段時間之後，當病毒控制得不好，讓它對人體產生了實質的損害，我們就稱它為ＡＩＤＳ。ＡＩＤＳ就是指後天免疫缺乏症候群，這個時候的病人就容易受到感染而造成危險。

又比如說Ｂ肝、Ｃ肝等肝炎，是肝病的初期，若是沒有好好接受治療，發展到中後期就變成肝硬化或是肝癌了。

ＨＩＶ及肝炎，只是告訴你有這樣的狀況，只要在疾病初期好好接受治療，不要讓疾病失控，就不會演變成棘手的問題。如同我們的肩膀，在初期的肩周炎時，就趕快接受及時的治療，它就不會演變成中後期的冰凍肩了。

肩周炎，初期的五十肩

肩周炎是肩關節周圍的結締組織發炎造成的疾病，可以算是第一階段的五十肩。中醫認為疾病多是由外邪所造成，外邪不外乎是風、寒、暑、濕、燥、火六邪，是因為肩關節過度勞損，導致外感六邪趁虛侵襲肩部的經脈。

這種說法也有其道理，因為肩膀已經出現了問題，如過度使用，就會造成肩膀周圍的軟組織發炎，讓人感到肩膀不舒服或是疼痛，這就是中醫所說的「露肩風」，也可以解釋為初期的五十肩階段（肩周炎）。

石頭醫師
健康喬姿勢

肩周炎不等於關節炎？

有些病患會誤以為肩周炎是關節炎的一種。肩周炎是肩膀周圍的結締組織發炎。這有點像是牙齒周圍的牙齦、齒槽發炎稱為牙周炎，但並不是牙體本身出問題，要是牙體本身出現問題就是蛀牙了。所以牙周炎不等於蛀牙。

關節炎最常見的是退化性關節炎，是人類關節疾病中很普通的一種，關節軟骨是主要病變的地方，因為膠原形成減少，年齡老化、磨損所造成。

所以，肩周炎絕對跟退化性關節炎沒有關係，因為它們的病灶不同，一個是軟骨磨損；一個是軟組織發炎。

冰凍肩，後期的五十肩

當肩周炎發展到第二階段、第三階段時，它就不再只是單純發炎而已。一開始，肩膀周圍的組織因為發炎而感到疼痛，如果沒有及時治療，等到發炎久了之後，會變成什麼樣呢？

我們都有過這樣的經驗：如果皮膚有道傷口，當傷口結痂後，因為癢就用手摳它，最後就會留下疤痕。疤痕是皮膚損傷後，取代正常皮膚的纖維組織，無論是觸感或是顏色都和原來的皮膚有些差異，這就是纖維化疤痕。所以，當肩周炎久了之後，沒有積極介入治療，關節囊就可能會往纖維化的方向發展，組織一開始會變得沒有彈性，接著就會增厚，甚至攣縮。

當發展到這個階段，就會出現肩關節僵硬以及肩膀活動受限的病徵，這時候就不是單純的肩周炎了。有僵硬、沾黏、活動限制等表現時，就是「冰凍肩」，肩關節就像是被放進冰庫的冰塊一樣硬梆梆的，無法動彈，這個時候就不能再說是肩周炎了。

總而言之，初期的五十肩，我們可以稱為是「肩周炎」；中後期的五十肩就是「冰凍肩」。

五十肩四個階段：發炎、漸凍、冰凍、解凍

五十肩是慢慢進展的病症，綜合各家不同的說法，大概可以歸納為四個階段。

◆第一階段：發炎期

所謂的「發炎期」，也就是疼痛期（Inflammation Stage），通常是從開始發生疼痛的兩、三週內，也就是所謂的「肩周炎」。在這個階段，肩關節囊開始發炎，肩部會感覺疼痛，所以需要使

用消炎藥來止痛。根據我的臨床經驗，「發炎期」會產生疼痛。這個階段很重要，要先確認是否為鈣化性肌腱炎？是不是旋轉肌袖有問題？還是肩峰下夾擠症候群？急性發炎期大概會持續兩、三個星期，進入所謂的「漸凍期」，發炎逐漸降低，沾黏逐漸出現而凍結。

石頭醫師
健康喬姿勢

消炎藥、類固醇、抗生素，傻傻分不清楚？

很多病人會跟我講說：「醫生，不要給我消炎藥，我要止痛藥喔。」止痛藥沒副作用？消炎藥才有？原來病人把消炎藥當成是抗生素了。沒有所謂的止痛藥，只有消炎才會止痛，所以全名就是消炎止痛藥；因此消炎藥其實就是止痛藥！

而抗生素是治療細菌感染，不是用來消炎的，通常會比消炎藥多一些副作用。類固醇就是俗稱的美國仙丹，屬於強力性的消炎藥，當然也會比一般的消炎藥具有更強的副作用。

◆第二階段：漸凍期

發炎會緩和，但是發炎後的纖維化接著合併發生，最後因為關節囊被黏住，就不會再發炎了。這個時期是關節囊發炎漸漸減少，然後纖維化越來越多的過程，我們稱為「Freezing Stage」，大概會持續三個月到半年，少數人甚至一年都有可能。

醫生檢查時就會發現，病患活動時會疼痛，某些角度活動會受到限制，其實病人已經處在漸凍期了，開始有一些主動或被動的角度無法做出來。此時，醫生的測試就很重要，因為「主動活動」太容易被病人自身因素干擾，而醫生只要一檢查就會知道肩膀的「被動活動」受到限制。

◆第三階段：冰凍期（真正的五十肩）

冰凍期從肩痛發生後半年出現，會持續一、兩年左右，這時候的肩膀就像是送進冰庫一樣，整個被冰凍住了，病人此時不太會感到疼痛，但是肩關節非常僵硬、活動變得很困難。臨床統計上，只有百分之五的肩友是真正處在冰凍期的五十肩，所以真正的五十肩並不那麼常見！

◆第四階段：解凍期

接下來，可能再經過一、兩年的時間，才會開始解凍，而恢復關節活動度，這是為什麼？

因為這個時候的肩膀既不發炎也不痛（因為全面沾黏了），病人因此敢活動了，但又怕動過頭會疼痛，所以都是採取緩慢活動的方式，慢慢地增加關節活動的角度，就好像正在解凍的食物一樣。

這就是為什麼經過兩、三年後，病人大致都可以活動，但是有百分之八十的人都有某些角度會受限，就是因為部分攣縮的關節囊並沒有完全鬆開。（圖 6）

解凍的過程中，更是需要積極復健治療，才能期待整個關節囊完全被鬆開。

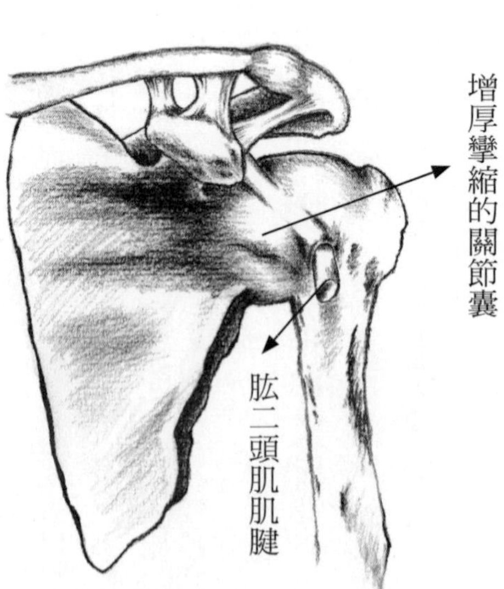

圖 6　冰凍肩示意圖

反轉走鐘 肩膀回正案例

手痛不舉！誤認是冰凍肩的家庭主婦

一名五十歲的家庭主婦，每天開門幾件事：煮飯、洗衣、打掃、曬衣服。有一次在曬衣服時，掛好衣服後，手竟然痛得舉不起來，當下以為是五十肩，就匆匆忙忙到石頭醫師的診所，因為她本來就是我的病人。

提高警覺，避免肩周炎成冰凍肩

她跑來說：「醫生，我完蛋了，我得五十肩了。」

「大姐，妳痛幾天？」我問。

「痛兩天。」

「那並不是真正的五十肩啊！」我說。

我想，大姐應該是誤會真正的五十肩了……。

但是，如果她沒有來找我治療，又或者等閒視之的話，搞不好半年之後，她就是真的五十肩了。因為在初期時沒有積極介入，放任發炎情況失控，病情就會從發炎、漸凍，最後發展為冰凍肩了。

治療有三苦：痛苦、辛苦、口苦

你要說是五十肩也可以，因為肩周炎就是初期的五十肩，這時候要趕快將消炎針注射在肩關節附近。

果不其然，下禮拜回診，她已經完全好了。我也給她一些止痛藥，也做了復健，基本上只要積極幫助病人消炎，不痛之後就沒問題了，因為她的活動受限是疼痛所造成，並不是沾黏所導致。

我常常說，在做「肩關節擴張術合併徒手關節鬆動術」時，會有三苦：「病人很痛苦」，因為你要鬆動關節囊，強迫拉開；第二個是「醫生很辛苦」，因為要不斷尋找出沾黏點，用巧勁將沾黏處撕開一個「破口」，此時肩關節就會發出「喀噠」聲，我們稱為「Crack Sound」，所以醫生會有點辛苦。「我曾拉過一百多公斤的病患，肌肉比我大兩倍，那真的很辛苦。」

第三是「護理師會很口苦」，參與治療過程，護理師會緊張得口乾舌燥。但是只要能把病人冰凍的肩膀鬆開來，他們會笑著回來跟我說謝謝。

02 肩膀痛到抬不起，五方法治五十肩

坊間說的可以治療五十肩、立馬恢復等標語，其實都是在講肩周炎，並不是真正的五十肩。

只要把疼痛解除掉，肩膀的活動力就會回來了，跟真正因為關節囊攣縮沾黏，所造成的冰凍肩天差地遠。真正的冰凍肩沒有辦法「立馬」恢復，更不可能「打一針」就可以舉起來！

初期五十肩，一開始的症狀只有肩膀痠痛，隨著時間過去，肩膀活動受限會越來越明顯。

到了手抬不起來的時候，關節囊的沾黏就已經很嚴重了……。

我有冰凍肩嗎？伸個懶腰就知道！

想要知道自己有沒有冰凍肩，提供三招自我檢測的方法。

◆**向上舉手：**把手往上舉，貼著耳朵，記住不能以頭碰手。當無法做到這個動作，就要提高警覺，因為這可能是冰凍肩的徵兆。

◆**手摸肩膀：**將手搭到另一側的肩膀（例如：右手搭左側的肩膀），手肘往胸口壓，看看是否可以壓到胸骨。如果壓不下去，就可能是肩關節囊已經沾黏了；如果壓得下去，但有疼痛的感覺，就要注意可能是冰凍肩的早期症狀。

◆**摸肩胛骨：**將手往後摸對側的肩胛骨（例如：右手向後摸左側肩胛骨）。摸得到，或是從小到大都摸不到的情況，就沒有問題。但若是以前都可以摸到，突然間摸不到，或是有痛感，就要小心了！

如果這三個動作都做得不太順，最好讓專業的醫生做進一步的檢查。

誰都舉不起來，這就是冰凍肩

想要診斷是不是冰凍肩時，通常都會說「主動」與「被動」的關節活動受到限制。

所謂「主動的關節活動」是指上舉、梳頭髮、扣內衣這些動作，病人自己就可以做得到；「被動的關節活動」是指醫生協助病人做上舉、梳頭髮、舉到後背的動作。

也就是說，冰凍肩是什麼情況？就是自己不能動、別人想要幫忙活動，卻也一樣動不了，因為肩關節囊已經黏死了。除非我的力量可以大到像綠巨人浩克一樣，可以把肩關節裡的疤痕組織拉斷，不然一定拉不開。

如果是肩周炎或是一般發炎，那就是病人主動上舉可能會受限，可是被動上舉是沒問題的，所以要診斷是不是冰凍肩，其實只有一個方法，就是主動跟被動的關節活動完全受限。這種準確率高達八成以上。

一針下去就會好？只是把病因去除！

坊間有很多醫生都喜歡把肩周炎當作冰凍肩來治療，病人常說那位醫師好厲害，打一針肩膀就會動了；或者說：「那個中醫好厲害喔，針灸推拿一下，就可以舉起來了。」其實這些病患都是肩周炎，只要去除發炎的原因，就可以活動自如了。

我經常說這個就叫作「假性的活動受限」，因為它並不是真的沾黏而造成活動受限，而是因為疼痛間接造成活動不順利。由此可知，只要把活動不順利的因素除掉，病人就可以恢復活動。所以，這種治療上的神蹟，我聽得太多了，因為我們自己也常在做這種事情。

「石醫師，你好厲害、你好神奇，根本是神醫啊！你打一針，我現在就可以動了！」我心裡便在想：「這根本沒什麼，我只是幫你把造成疼痛的因素解除，自然就會好。」

坊間說的可以治療五十肩、立馬恢復等標語，其實都是在講肩周炎。因為肩膀的疼痛造成假性功能受限，一般人自然而然就跟冰凍肩聯想在一起了。其實只要把疼痛解除掉，肩膀的活動力就會回來了，跟真正因為關節囊纖維化變厚、攣縮沾黏，所造成的冰凍肩天差地遠。真正的冰凍肩沒有辦法「立馬」恢復，更不可能「打一針」就可以舉起來。

傳統的治療方式採取「滾動式復健」，醫師會讓病患做很多動作，一天要做幾秒鐘、一次要做幾個循環，但是至少幾個月後才會看到效果。

五十肩治療——初期藥物，後期手術

「醫師，五十肩一定要開刀治療嗎？」

「視嚴重程度而定。」

如同前面所說，若是情況不嚴重的肩周炎，其實可以透過藥物或物理治療來舒緩。治療一般可以分為三大階段，初期先以藥物、物理治療為主，如果效果不佳或是肩膀活動已經受到限制，可考慮麻醉下徒手關節鬆動術及手術治療。

以下，介紹常見幾種不同階段的五十肩治療方式：

◆藥物治療

在症狀的初期時，會先給予消炎止痛藥（如阿斯匹靈、Ibuprofen 類藥物），或注射類固醇，可以減少關節囊周圍的發炎反應。格外要注意的是，注射類固醇的方式，僅對早期病患有效，也不可多次注射在同一地方，以免發生副作用。

◆物理治療

此方法通常須在物理治療師的指導下執行。到了肩關節的活動受到影響以後，吃藥打針的效果已經不佳了，因此必須同時接受熱療和電療，促進深部組織的循環和復原。但也只能短暫放鬆緩解疼痛，沾黏問題仍然無法解決，還是治標不治本！

◆麻醉下關節鬆動術（Manipulation Under Anesthesia）

基本上不用動刀，但是要做全身麻醉，病患睡著後不會反抗，此時身體的張力就會降低，這時候醫生就可以在沒有反抗的情況下，徒手將變厚、攣縮、沾黏的關節撕裂開來，過程大約耗費半小時。這個治療方式沒有傷口，醫師會用一些關節活動的技巧與手法，去看哪個地方比較緊，就往那個方向撕裂。

在整個過程中，病人不會感到疼痛，但是醒來之後，還是會微痛的感覺。

但是麻醉下徒手關節鬆動術還是有其缺點。當病患麻醉睡著之後，全身的張力就會放鬆，醫師常會困惑哪兒是緊的？哪兒是鬆的？常常導致關節鬆動不完全。

「醫生，我覺得有一些地方還是很緊欸！」

「怎麼會？昨天在進行關節鬆動時，沾黏的地方都有鬆開啊？」

石頭醫師以前執行過這樣的治療時，覺得一切都很順利，之後病患回診卻說還是有地方感覺很緊，後來才發現是因為麻醉後張力降低了，導致石頭醫師誤以為沾黏的地方已經鬆開。

◆傳統開刀

骨科醫師把沾黏的關節囊燒灼開，或是把它劃開的治療方式。醫師直接將肩膀打開，要從皮膚剝離到肩膀最深處，傷口必然不小，也會造成病人手術後因疼痛而不敢活動，一段時間後，可能又會發展出新的沾黏處，變成惡性循環。所以，目前很少使用這種傳統手術治療。

◆肩關節鏡微創手術

相較於傳統開刀，需要破壞肩關節周圍的軟組織，反而造成新的沾黏。

「肩關節鏡微創手術」（圖7）只會打兩、三個小洞，不會破壞太多周圍的軟組織，就可以完成燒灼、劃開，具有傷口小、效果佳、復原快的優點。

但還是有些小缺點：第一、病患需要進行全身麻醉，因此不適合麻醉的人就無法接受這種治療方法；第二、由於利用關節鏡探查，只能從螢幕上判斷哪兒有沾黏，但不夠全面。

因此，沾黏處在哪裡？到底要燒灼多少程度？需要有經驗的醫師才能判斷，可能要做過很多次這樣手術的醫師，才有辦法執行這項手術。

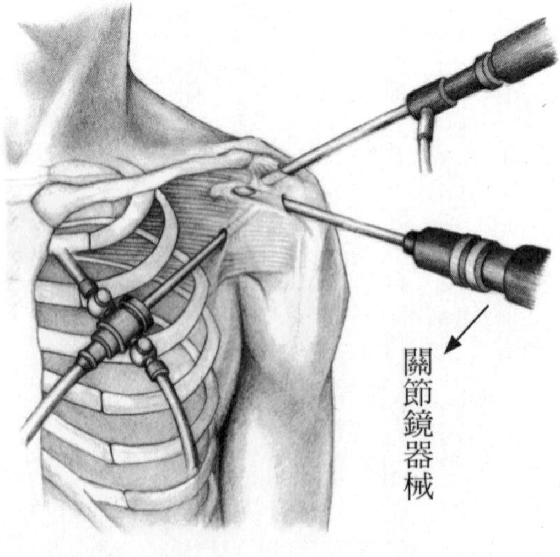

關節鏡器械

圖 7　肩關節鏡微創手術示意圖

03

一加一的創新療法——肩關節擴張術合併徒手關節鬆動術

肩關節擴張術合併徒手關節鬆動術，其實通俗一點來說就是「喬」，可以簡稱為「肩關節擴鬆術」。

石頭醫師是結合這兩種治療法，讓肩關節囊擴張之後，再藉由關節鬆動的手法技巧，讓關節沾黏處產生一個「破口」，然後再囑咐病患從事關節活動的復健運動，以期破口能夠持續擴大，最終能把沾黏處全面剝離，讓肩關節能恢復原來的活動度。

身為一名骨科醫師，我不能一直讓病人只做一般復健、熱敷、電療，或是爬爬牆這類的運動。

當效果不好時，便認為是病患沒有認真復健的關係，甚至恐嚇病人：「你再不積極復健，就要開刀了！」我認為這是一件不負責任的事情。

一場「爆破氣球」，找到新的冰凍肩療法

麻醉下肩關節徒手鬆動術的限制，一直都是我的瓶頸，因為在診所內，並沒有專業的麻醉師可以進行全身麻醉。剛開始在診

所治療冰凍肩時，如果病人復健的效果不好，就只好轉到大醫院進行麻醉下肩關節鬆動術。診所受限於設備、人員因素，而無法施做麻醉下肩關節鬆動術時，我就一直思考該如何改善。

某天，在家裡一邊轉著電視頻道，一邊思考著該怎麼解決這個問題，突然間看到綜藝節目「爆破氣球」的遊戲，藝人坐在充氣中的氣球下面，隨著時間過去，氣球越充越大，最後爆破。

腦海中就浮現，我在醫院進行肩關節鏡微創手術的畫面。

我們都知道，關節是由兩個骨頭構成，外面被一層像保鮮膜的組織所包覆，這就是關節囊。肩關節囊是全身關節囊裡頭最有彈性的，因此它可以允許肩膀做很多不同角度的活動。

所以在進行肩關節鏡微創手術時，醫師會將生理食鹽水盡量打進肩關節腔內，將關節囊撐大（此時關節囊會因為撐大而變薄），醫師就可以把探頭放到被撐大的肩關節空間裡，然後再接到螢幕上，接著手術器材就可以深入關節內，進行修補和移除的手術了。

「那麼如果在關節囊變薄的情況之下，再來幫病人做徒手關節鬆動術，會不會有機會解決沾黏的問題？」

有了這樣的想法之後，馬上將肩關節鏡微創手術過程及解剖學再重新複習一遍，讓自己能精準掌握針入肩關節腔的角度，後來才能發展成在門診不需經過超音波定位，也可以把生理食鹽水注射到肩關節裡面，接著進行徒手關節鬆動術，應用在門診病患身上。

以前都是在麻醉睡著的病人身上注射入肩關節內，現在是要在門診病患清醒時進行治療，方向需要很精確，針刺的方向不可以轉來轉去，否則病人會受不了疼痛，造成石頭醫師巨大的心理壓力。

二合一治療法，快狠準撕開沾黏點！

首先進行理學檢查，確認病患是否適合進行「肩關節擴張術合併徒手關節鬆動術」（Intra-capsular Hydrodilatation and Closed Manipulation），通俗一點來說，就是「喬」。

現今針對冰凍肩積極的治療，不外乎肩關節擴張術，或是徒手關節鬆動術，目前還沒有人將這兩種方式同時結合治療冰凍肩。

其實骨科醫師很少做肩關節擴張術，大部分都是由復健科醫師進行，他們的做法是不斷地將生理食鹽水注入肩關節，慢慢地讓關節囊恢復應有的彈性！

所以，現在有些復健科醫師，會請病患每個禮拜回診進行肩關節擴張術，在超音波引導之下，把生理食鹽水注射進去後，就可以回家了，等下一個禮拜再回診繼續施打，這樣的療程大約十次。關節囊就在擴張、收縮、擴張、收縮的過程中，慢慢恢復它的彈性。

石頭醫師
健康喬姿勢

把關節囊撐開的肩關節擴張術

透過高解析度超音波引導，將生理食鹽水注入肩關節，將關節囊沾黏處撐開變薄，大約需要兩個月的時間，關節擴張後，仍然建議要積極復健，避免再度沾黏。但比起傳統只利用復健鬆開沾黏的部位，要快上許多。

不過，缺點是肩關節囊擴張術需要自費，健保並沒有給付。因此，病患可以視自身的狀況，跟主治醫師討論評估之後，再考慮是否進行。

石頭醫師的做法是結合這兩種治療法，等肩關節囊擴張變薄之後，再藉由醫師的手法技巧，將關節囊部分撕裂出一個破口，此時肩關節會發出「喀噠」一聲，讓沾黏處得以鬆動。

張大姐是一名五十五歲的家庭主婦，每天為家裡忙上忙下，但還是相當注重養生。但是近半年以來，她發現左肩有些痛痛的，一開始不以為意，後來到了晚上都不能好好睡一覺，漸漸地連穿脫衣服都有點困難，最後連刷牙洗臉都做不了了。

經過詳細評估之後，診斷張大姐得了冰凍肩，因此石頭醫師使用「肩關節擴張術合併徒手關節鬆動術」來幫她進行治療。

第一步驟是肩關節擴張術，石頭醫師將藥物施打到兩個注射點，一個注射在肩峰下（圖8），會注射消炎針劑，作用是預防在進行關節鬆動術時，因手法造成組織發炎，可以發揮消炎的效果；另一個注射點則是從後背注射到肩關節腔內（圖9），會使用一點麻醉藥、消炎劑、玻尿酸跟生理食鹽水，這樣就能將肩關節囊撐大，而玻尿酸有潤滑關節的作用，以舒緩徒手鬆動關節時造成的不適。

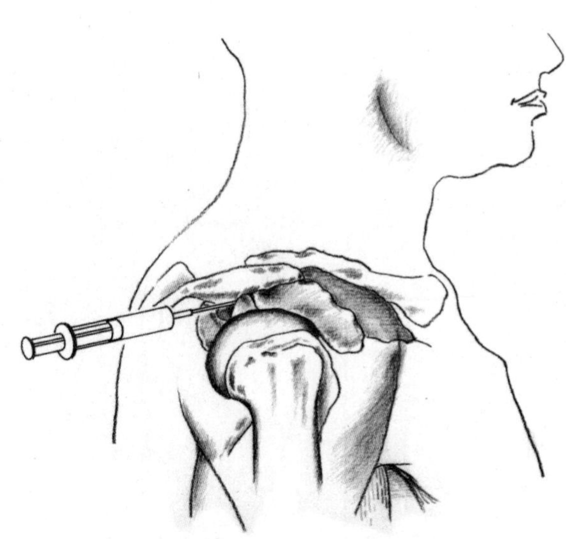

圖8　肩峰下注射示意圖

完成肩關節擴張術後，等待十至十五分鐘，接著就進行徒手關節鬆動術。

請張大姐躺在診療床上，石頭醫師先固定張大姐的肩胛骨，然後另外一手握住她的前臂，先做一個往後伸展的動作，遇到阻礙時，停下來詢問她：「還可以忍受嗎？」如果張大姐說：「不行，很痛！」就退回來一點並維持數秒鐘；如果她說：「還可以。」石頭醫師就會再往前進一點。

伸展到最後，就會發覺再也前進不下去時，沾黏點就出現了，石頭醫師就是在找這個點，當然臨床經驗越豐富，就越容易快狠準地找到沾黏點，病人便不需要多忍受疼痛。找到沾黏點之後，請張大姐深呼吸，石頭醫師會使用一個巧勁往下壓，

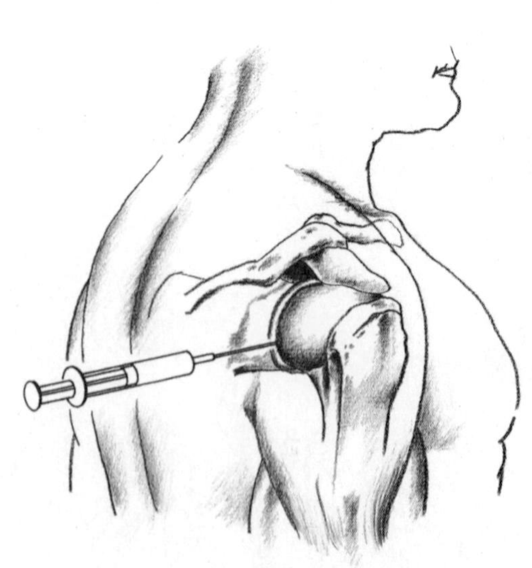

圖 9　肩關節腔內注射示意圖

此時肩關節可能會發出「喀噠」聲，張大姐的關節囊就會被石頭醫師給部分撕裂出一個「破口」。

以上過程，聽起來很簡單，但做起來卻沒那麼容易，尤其一開始自己在發展這樣治療方式的過程中，其實一直冷汗直流啊，深怕讓病患承受過多的痛楚！

一開始，當然沒辦法馬上找到沾黏點，也不知道該怎麼做，等到慢慢累積經驗之後，才知道「點」就在那裡。

喀噠！我的骨頭斷了嗎？

冰凍肩的「擴鬆術」治療方式，需要持續多久？根據石頭醫師自己實際操作的病例統計，百分之十五到二十的冰凍肩病人可以一次就緩解，大部分需要兩次。其中有些很嚴重的病例，更可能需要三到五次，才能解決沾黏的症狀。

進行肩關節擴鬆術時，要先幫病患找到沾黏的點，一開始利用擠壓、滑動手法技巧，找到最重要的關鍵點之後，再輕輕做拉扯的動作，病患就會聽到一聲「喀噠」！

這時，病人都會以為是骨頭斷了，而感到非常緊張，然而這只是沾黏處被石頭醫師拉開的聲音而已。

當然，也會遇到許多病患質疑：「會不會把骨頭拉斷啊？」

其實不會！因為石頭醫師並不是用暴力來拉扯肩關節沾黏處，所謂暴力就是一下子硬壓到底，那就可能會傷害到骨頭。相反地，利用一進一退的方式，慢慢找到沾黏的點，這種技巧叫做「手法」。

在臨床上，石頭醫師已經治療了七、八百例真正五十肩（冰凍肩）的病人，其中也遇過幾例耐痛度非常低的病患，實在沒辦法忍受這樣治療所帶來的痛楚，於是只好把他們轉診到大醫院，讓他們在麻醉下進行關節徒手鬆動術。

因此，有些病患會問石頭醫師：「需要進行幾次的擴鬆術才會好？」這只能端看個人的耐痛度，以及跟醫師配合的程度了。

04

還不能結束！術後復健操，肩膀不再沾黏！

在進行復健之前，把造成肩膀動彈不得的沾黏點拉開，後續再進行爬牆、鐘擺、拉毛巾擦背等復健動作，才會顯得有意義。

如果沒有拉開最重要的沾黏點，就算不間斷地做復健運動，也可能會是杯水車薪而成效不彰。

我們都知道兩軍對陣，「兵家必爭之地」一定要先拿下來，只要這個地方沒拿下來，那麼先前花費心力列兵布陣都會功虧一簣。

因為兵家必爭的地方最為關鍵，先把這個地方拿下來之後，接下來的行動才有意義。否則，不僅關鍵點沒有拿下來，更可能造成部隊全軍覆沒。

找出重「點」，復健方能事半功倍

現今多虧網路技術的發展，只要上網搜尋「五十肩復健運動」，就會出現一連串的影片，讓人看得眼花撩亂。然而，為什麼會有那麼多的復健動作呢？

說穿了就是治療效果都不太理想，才會發展出這麼多動作，如果真有幾個運動具有顯著的效果，就不會有那這麼多令人眼花撩亂的步驟了。

所以如果最重要的沾黏點沒有打開，就算不間斷地做復健運動，可能需要半年以上的時間，才會有效果。

所以，在進行自我復健之前，還是得將導致肩膀動彈不得的沾黏點拉開來，後續再進行爬牆、鐘擺、拉毛巾擦背等復健動作，才具有意義。

「醫生，我做那些動作都沒有效果欸！還是一樣舉不起來！」

「那是因為你沒有認真做復健！」

病患苦不堪言，醫生也只能一直要求病人持續做復健，然而，當沾黏的地方沒有鬆開，再怎麼幫病人，效果還是有限。

當病患在鬆開沾黏點之前，就先做復健動作，不僅讓自己更痛，更可能要花加倍的時間，才有可能將沾黏點慢慢拉開。所以，石頭醫師都會建議病患先進行「肩關節擴鬆術」之後，再做術後的復健。

石頭醫師之所以講得這麼肯定，都是病人給我的真實回饋，早些年的我，還不敢說得那麼明確，但這些年下來，醫治過幾百位病患給我的回饋，讓石頭醫師有信心可以提供更優質的冰凍肩治療方式。

經過治療後，在診間再次見面，「肩友們」都會開心地跟石頭醫師說：「醫生，我的肩膀好多了耶，不管是舉手，還是做家事，都方便多了，更重要的是，半夜不會再被痛醒了！」這就是病人給我的真實回應。

初期的五十肩其實很普遍，坊間也流傳著許多偏方，但誤信偏方不僅會耽誤治療的最佳時機，甚至讓病情更加惡化，因此還是要由專業、合格，且有經驗的醫師進行診療，才不會傷上加傷！

居家三運動，遠離冰凍肩

鬆動後的復健保養，包含爬牆、鐘擺，還有就是拉毛巾擦背。

石頭醫師建議進行相關復健動作前，先熱敷肩關節周圍處，才能順利進行復健運動。

這裡介紹幾個在家也能時常練習的復健運動喔！

◆**爬牆運動：**

分成正面爬牆與側身爬牆：

A 正面爬牆：先面對牆壁，身體站直，將患有冰凍肩的那隻手臂往前伸展碰到牆面，手指則沿著牆壁慢慢往上爬，直到極限為止，維持住至少十秒鐘。再讓手指向下原路返回，反覆進行，逐次增加高度。每回循環做二十次，每日按照三餐各做一個循環。（請參閱附錄「06正面爬牆運動」）

B 側身爬牆：讓身體與牆壁呈現九十度，動作與正面爬牆相同，不同的是，手心朝向牆壁，將患側的手指沿著牆壁向上爬直到極限，一樣維持至少十秒鐘。再將手指向下原路返回，反覆進行，逐次增加高度。每回循環做二十次，每日按照三餐各做一個循環。（請參閱附錄「07側身爬牆運動」）

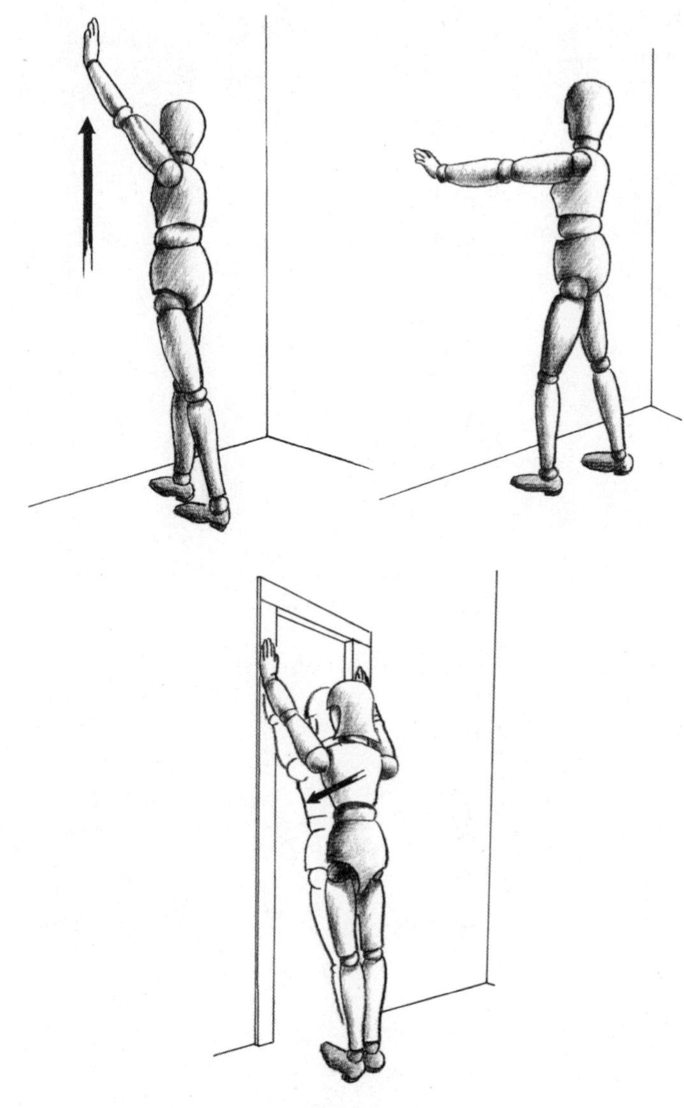

圖 10　正面爬牆運動示意圖

◆拉毛巾擦背運動：

患側的手在下（地獄），健康的手在上（天堂），將手繞到背後，毛巾垂下，兩手一上一下拉住毛巾的兩端，以完好的手帶動患側，緩慢做上拉的動作，直到有疼痛感或緊實感後，停住維持十秒，再緩慢往下放。

每回循環擺動二十次，每日按照三餐各做一個循環。這裡有個好記的口訣：就是把處在地獄的冰凍肩，往天堂的方向拉！（請參閱附錄「08拉毛巾擦背運動」）

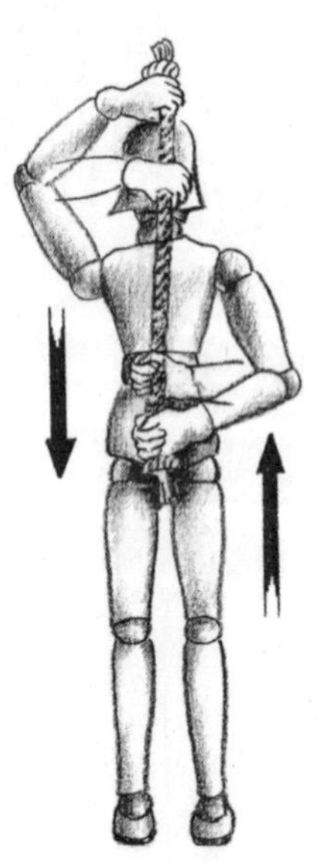

圖 11　拉毛巾擦背示意圖

◆**鐘擺運動：**

準備一張有椅背的椅子，健側的手臂扶著椅背，雙腿一前一後站立，假如患側是右手，那就左腳在前、右腳在後；患側若為左手，則反之。接著，患側呈放鬆狀態，背部自然向前傾，利用身體前後擺動，帶動患側的手臂，使其前後有如鐘擺自然擺動。

一開始，先小幅度左右擺盪，習慣之後，再慢慢增加擺盪的幅度，復健過程中，肩膀要盡量放鬆。每回循環擺動二十次，每日按照三餐各做一個循環。（請參閱附錄「09鐘擺運動」）

平面鐘擺適應之後，便可以將平面鐘擺的姿勢，改成立體鐘擺的姿勢！

儘管石頭醫師已經將沾黏處拉開出一個破口，但每天還是需要定期做復健運動，預防再度沾黏。

通常醫師或是復健師會教導肩友該如何在家做復健動作，每隔幾天再回診，確認是否有做錯的地方。

痛不欲生的體驗，讓病患病識感提升

一般來說，沾黏處拉開之後，再度沾黏的機率就不高，因為病人的警覺性提高了。

在門診，許多病患在拉開沾黏處之後，隔半年又來掛號，緊張地說：「醫生，我的肩膀又痛了！是不是冰凍肩啊？」

「不是啦！這只是肩膀發炎而已。」我檢查了一會，笑笑地道。

如果是發炎就比較好辦，只要給個藥物、打個消炎針就好了。

因為治療冰凍肩的痛感，已經讓他畢生難忘，所以只要肩膀一有症狀，馬上提高警覺，因此大部分的患者不容易再發展成冰凍肩了。

根據石頭醫師這些年的臨床經驗統計，如果肩友有定期做復健，不到百分之十的肩友會再出現冰凍肩的情況。但仍有一些肩友是對側出現冰凍肩，例如陳先生原先是右側患有冰凍肩治療好，過段時間，可能左肩也會有冰凍肩的狀況……。

這是為什麼呢？主要是因為他只專注復健右肩，卻忽略了左肩也需要預防。

「你平常都怎麼照顧肩膀的呢？」石頭醫師問。

「我發現右肩痛後，便盡量不讓右肩過度使用，其他動作都改用左肩……。」他說。

「這麼一來，左肩的負擔就會變大，導致左肩也發展成冰凍肩了！」石頭醫師告訴病人。

雖然這類的患者仍然會有，但比例都不高。

基本上，經過肩關節擴鬆術治療之後，可以讓病人的病識感提升，以及不斷地教育病人要注意的事項，就會減少讓肩膀再次受傷的機會。

病患的病識感提升之後，對醫師跟肩友都是一件好事。

我常常跟朋友討論，朋友說：「你都把肩友都治療好了，那就沒病人啦！」

我說：「其實不會，恰恰相反。我治療好一個以後，他會幫我帶兩到三個這類的病人過來。」

直到現在，類似症狀的病人真的治療不完，最重要的是石頭醫師並沒有打廣告喔！

05

天啊！這些病也會演變為冰凍肩？

有些冰凍肩找不出原因，醫師只能從臨床面向蒐集資料。

因此，歸納出有些病症可能會有相關，像是勞損（過度使用）、糖尿病病人、中風、甲狀腺功能的病人，或者是自體免疫功能疾病病人（僵直性脊椎炎、類風濕性關節炎）等，都有比較高的機率得到冰凍肩，原因不明，可能是這些病症會讓身體處在容易發炎的狀態。

有些肩友一直在復健，效果卻不如意，也不知道該怎麼辦才好，就這樣一直拖著。一般而言，冰凍肩經過兩、三年就會自行痊癒，但是百分之八十會留有功能上程度不一的限制，也有極少數的人，兩年後依舊沒見好轉。

我曾經看過有位病患的冰凍肩持續了四、五年還沒好。

「我之前上臂有骨折，但醫生叫我自己在家復健就好了，可是每次去門診，就會發現不管怎麼樣，肩膀就是動不了……。」

原來，這位病患之前肱骨曾經骨折過，經過理學檢查後才發現，這位病患是屬於繼發性五十肩，關節囊整個黏住。

原發性冰凍肩，與糖尿病、甲狀腺有關？

時至今日，醫學界對於「五十肩」——不管是肩周炎或冰凍肩——真正的致病機轉，仍然不是很清楚。只能從病人的症狀、疾病的發展，還有統計歸納，做大致上的病因探討。

我們沒辦法用一個準確的方法在活體進行檢查。譬如說肝炎，可以做肝臟切片或抽血得知，但是醫師不太會抽取肩關節囊的片段出來，或是做切片，所以臨床醫師要得到準確的資訊很難，當然就無法做研究，變成只能用其他的面向拼湊可能的情況。

因此，沾黏性的肩關節囊炎，可粗略分為「原發性」（primary）跟「繼發性」（secondary）兩種。

所謂的「原發性」是指找不出原因，醫師只能從臨床面向蒐集資料，因此只能說有些病症可能有相關，像是勞損（過度使用）、糖尿病病人、中風、甲狀腺功能的病人，或者是自體免疫功能疾病的病人（僵直性脊椎炎、類風濕性關節炎）等，都有比較高的機率得到冰凍肩，但是原因不明，可能是這些病症會讓身體處在容易發炎的狀態。

然而，這並不代表有糖尿病就有冰凍肩，只是經過臨床的統計發現，糖尿病的病友會比一般人得到冰凍肩的機率，高出五倍。

動或不動？This is a question!

「繼發性」就是我們可以找到導致冰凍肩的原因，由於某一個原因，引起發炎疼痛，使你不敢活動肩膀，久了便會引發沾黏了。大部分都是因為受傷的緣故，尤其像骨折、脫臼、拉傷等等。

假使能夠把骨折、拉傷或脫臼盡早醫治好，比較不容易發生冰凍肩！不過，有些病症就是不能動，像是骨折脫臼，然而不儘早活動的話，就容易導致關節沾黏，這兩個病症是互相衝突的。因此，假如是骨折脫臼等病症，就有很高的機率會發展成冰凍肩。

所以說，假如是肩膀發生骨折，石頭醫師會建議儘早動手術，讓骨折處有牢靠的固定，才可以讓你肩膀儘早活動，比較不會演變成關節攣縮、沾黏。彷彿站在天秤的兩端，動或不動都十分煎熬。

這只是肩膀的例子。如果是腳或其他地方骨折，長期不動也會造成沾黏，只是它們沒有像肩膀影響的那麼大，因為肩膀是我們最常用到的關節，實在是太重要了！如果你的手廢掉，那真的很嚴重，平日很多事情都無法處理了。

膝蓋的動作很少，只要能屈能伸就好，所以即便它沾黏了，行走也不會有什麼問題，只是上下樓梯比較不方便，所以不會像肩膀影響到這麼的廣泛。

什麼？不動反而會有冰凍肩？

前面提到，冰凍肩不是中老年人的專利，任何年紀都可能罹患冰凍肩，其中以女性為最多。

根據統計，冰凍肩的病患多半是四十到六十歲的女性，男女的比例約是一比四，女性比男性多，且通常以非慣用手比較常見。為什麼是非慣用手？石頭醫師個人認為，由於肩關節囊是有延展性的，所以慣用手因為較常活動，它的延展性就會變得比較好，非慣用手因為比較少動，因此延展性就會差一點，所以一旦發炎就更容易沾黏了。

不論如何，就算害怕因為不常動用而導致冰凍肩，也不能過度使用，以免造成其他問題！

因僵直性脊椎炎，導致原發性冰凍肩的跆拳道黑帶

今年五十九歲的張大哥，患有僵直性脊椎炎，他的工作是跆拳道武術教練，目前已經開設了好幾家健身房。人高馬大的他，身高一百八十幾公分。

跆拳道教練，手竟不能上舉

張大哥除了每天要教學跆拳道之外，自己也會健身，直到有一次發覺左肩出現疼痛的情況。因為他患有僵直性脊椎炎，所以本身的骨頭肌肉就很僵硬，症狀表現是頸椎跟腰椎會發炎得很厲害，經過 X 光檢查，看到張大哥的脊椎是「竹子脊椎」（Bamboo Spine），就是像竹子狀的脊椎。

一般人的脊椎是一節一節的呈現，可是像張大哥這種「竹子脊椎」是像竹子一樣連起來，活動能力因而受限，包括很多關節都會比較僵硬。因此，如果他要做一些大角度

的動作時，比一般正常人更容易拉傷。張大哥便在健身過程中不小心拉傷了肩膀。

但是他卻不以為意，想說咬牙忍耐一下，張大哥的師傅曾經說過：「吃苦當吃補」。

就這樣繼續訓練，過了三個月之後，他發覺越來越不對勁，手開始無法上舉，再經過半年之後，已經到了冰凍期，他的手只能些微上舉，無法碰觸到耳朵及耳垂了，更遑論做內轉、外轉等動作。

我就開玩笑說：「中華民國萬歲，你舉不起來要關禁閉。」他大笑。

有趣的是，他不知道僵直性脊椎炎不用當兵，還傻傻地跑去當兵，還是當保衛長官的那種警衛。他來診間時，已經是冰凍期的五十肩，不是單純的肩周炎了。因為肩膀活動嚴重受限，除了生活品質，工作也受到很大影響，身為教練，手卻舉不起來，這要怎麼上課呢？導致一看到學員，就會產生很大的壓力。

先擴張再鬆動，兩次療程完勝冰凍肩

他是經由朋友介紹而來，根據潛在疾病還有病史，加上臨床檢查，我斷定他是五十肩第三期，也就是冰凍肩。由於肩關節擴張術合併徒手關節鬆動術是新的治療模式，所以還是先以傳統的治療方式為主：「你可以吃藥、打針、做復健，也許不到一年就好了。」

當然就被回絕了，因為他的工作性質根本不可能容許一年之後才能痊癒。「我們現在有一個新發展的治療，就是肩關節擴張合併徒手關節鬆動術。」他一聽覺得很專業且深感興趣，經過詳細的介紹之後，也接受了這樣的治療方式。

張大哥進行了兩次治療，第一次當然很辛苦，因為要打入藥劑，讓肩關節擴張，沾黏的地方才可能變薄，後來要再幫他做一些鬆動時，也還是滿痛的，因此第一次我們只能做比較溫和的鬆動，等下一個禮拜回來，再繼續治療。

第二次的治療，因為已經有前一次治療的基礎，基本上關節囊是處於比較薄鬆的狀態，因此再做一次關節擴張術之後，要再鬆動關節時就順利多了，找到了那個沾黏點之後，順勢做一個順向的拉扯，然後就聽到「喀噠」兩聲。

張大哥當下還是會感到疼痛，畢竟那是沾黏的組織被撕開，但是還在可以忍受的範圍（整個療程共進行兩次，每次約三十分鐘），接下來我就囑咐他可以進行自我復健的動作，果不其然，一週後回診時，他不再是滿面愁容，很開心地跟我說好很多了！所以，很快就繼續做他的跆拳道教練。

七十歲婦人，因骨折導致繼發性冰凍肩

診間來了一名七十歲的婦人，她已經被冰凍肩苦惱很久了。經過檢查，發現伯母的肩膀非常僵硬，詢問之後才了解，原來在半年前，她因為跌倒造成近端肱骨骨折。

跌倒骨折須固定，直接形成冰凍肩

因為是比較單純性的骨折，因此骨科醫師不建議採手術固定，只要保護及少動手臂三個月。但我們的肩關節是有延展性，所以只要有三個月到半年的時間都不動或是少動，它就容易開始纖維化，一旦纖維化就會產生疤痕，接著疤痕組織就會變厚，開始攣縮最後沾黏。

不幸地，伯母就是落在這半年期間，所以她的肩膀已經完全冰凍了。

最讓她困擾的是，生活中一些小小的事都不能做，連穿脫衣服都不行，這對於老人家來說非常痛苦。擦屁股擦不到、覺得穿脫衣服很困難，都要麻煩家人來幫忙，自尊心都沒有了，因此，讓她四處詢問，經人家輾轉介紹過來治療，希望能有比較有效快速的方法，讓她回復正常生活。

我評估伯母是屬於繼發性的冰凍肩，也已經發展到第三期了，因此也不需要消炎藥或是進行復健，直接建議可以執行最新的療法——肩關節擴鬆術。

手被限制活動，可能造成局部骨質疏鬆

這類已經七十歲年紀的病患，治療時要很小心，還要確認是否有骨質疏鬆的情況。這種骨質疏鬆未必來自於全身性，而是因為少動，造成的局部性骨質疏鬆。

我們都知道骨頭越活動，越會增加骨頭的汰換率，讓骨頭更健康，這就是為什麼想要預防骨質疏鬆，就要走路或慢跑，而游泳對預防骨質疏鬆就沒有幫助，因為水的浮力會抵消重力，不會有力量壓在我們的骨頭上增加汰換率。因此，游泳雖然對肌肉、心肺功能有幫忙，但是在骨頭這一塊，只有負重的運動能預防骨質疏鬆。

因為骨折的關係，手被限制活動，自然會影響骨頭汰換率，所以可能會造成肱骨局

部的骨質疏鬆。這個時候，當然還是要照個 X 光檢測，發覺伯母除了骨折以外，並沒有很明顯的骨質流失情況，就可以思考是不是要對她實行這樣的複合式治療。

花雙倍時間，只為治療萬無一失

跟病人充分溝通之後，她也願意進行這樣的治療方式。

因為年紀的關係，所以做了三次肩關節擴鬆術，卻也沒有完全恢復，只恢復了八成，接下來再轉介到復健部進行復健運動，做了半年之後，基本上肩關節活動度已經恢復正常了。這次的療程總共做了三次，再加上做了半年的復健。

我在治療時很擔心，如果鬆動太快的話，萬一骨頭斷掉怎麼辦？她有骨折啊！

所以，為了病患的身體著想，在骨折發生的半年後，才施行擴鬆術，以免讓伯母產生其它後遺症。

所以，可以在家裡自我療癒的五十肩，大概都是在發炎期或漸凍期，等到冰凍期時，就要交給專業的醫師，否則就算花上雙倍的時間也無法痊癒，更可能會留有後遺症。

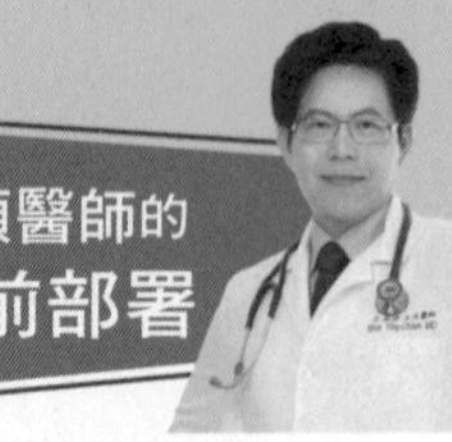

五十肩

◆五十肩包含了初期的肩周炎及後期的冰凍肩，只要能在肩周炎時積極治療，便可讓肩膀回復健康狀態，不會進展演變為冰凍肩，達到超前部署的目的！

◆冰凍肩與其它無法上舉的肩部疾病，最大不同就是發病時間。如果是發病幾天之後，手臂便無法上舉，這絕對不是冰凍肩！冰凍肩通常是發病至少三個月之後，才有可能由發炎、漸凍，到冰凍整個肩膀，造成手臂無法上舉。

◆肩關節擴鬆術治療成功與否的關鍵，在於病人與醫師之間的信任與配合。唯有充分的相信醫師，才能達到最好的治療效果。

Part 4

有一種舉手痛叫做——「肩峰下夾擠症候群」

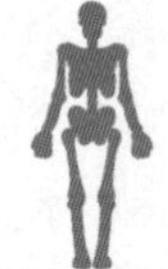

「啊……痛！」手部明明沒有受傷，不過若是將手舉起時，卻突然感到肩膀一陣劇痛，卻又說不出痛點在哪裡，把手舉起來再示範一次，才發現似乎是某個角度出現問題了……。

肩膀問題，不管是在一般民眾或是運動員身上，都很常見，不論是什麼病症，最明顯的症狀都是「會痛」，這些症狀在在表示：「你，可能已經踏上『肩峰下夾擠症候群』的路上了！」

01

肩膀也會被夾到？原來是空間太擠！

肩峰下夾擠症候群，主要跟第一章所提到的「肩峰下空間」有密切的關連。其中，肩峰先天性結構的變異是原因之一。

依照空間擁擠嚴重的程度，依序為平坦型、彎曲型、鉤狀型，肩峰越彎，就越容易夾擠到空間內的組織……。

「醫生，最近我的手只要抬到這裡就會痛欸！」黃阿姨在診間裡比劃著，「醫生，我是不是得了五十肩啊？聽說五十肩就是沒辦法抬高耶……。」

「我每天晚上都會壓到這邊的肩膀，就被痛醒了！我已經好久沒有睡一個好覺了！」

平時看診時，總會遇到許多病患被肩膀痛困擾著，其中以「肩峰下夾擠症候群」為最大宗。

根據臨床統計，「肩峰下夾擠症候群」佔所有肩痛病人的百分之四十四到六十五之多。幾乎佔了一半的比率，為什麼會有這麼高的比率？就是因為「肩峰下空間」是在一個不安全的環境，上有鍋蓋、下有鐵板，導致身處在這個空間的組織，陷入被夾住、擠壓的危險之中。

長時間高舉過肩，這些人都是危險群！

根據字面解釋，肩峰下夾擠症候群（Subacromial Impingement Syndrome）中的「夾」指的是「夾住」之意，而「擠」則為擁擠，表示空間變得擁擠了，導致有東西被夾住。

肩膀問題，不管是在一般民眾或是運動員身上，都很常見。不論是什麼病症，最明顯的症狀都是「會痛」——抬手到某個角度會痛、做某個特定動作會痛、肩膀用力瞬間會痛，或是睡覺時患側被壓到會痛，這些症狀在在表示：「你，可能已經踏上『肩峰下夾擠症候群』的路上了！」若是置之不理，就會在這條路上碰到死胡同，造成不可挽回的悲劇。

長時間重複使用手臂上舉或投擲的動作，就容易使得肩關節的肩峰下滑囊發炎，或是夾住擠壓到旋轉肌袖而造成損傷。對於經常需要高舉過肩的運動員，像是游泳、棒球投手、羽球、網球、舉重等運動；或像是家事服務員、老師、搬運工人、機械維修工人等職業類別，這些運動或職業都是肩峰下夾擠症候群好發的族群。

肩峰下空間，肩夾擠的關鍵原因！

肩峰下夾擠症候群主要是跟第一章所提到的「肩峰下空間」（Subacromial Space），有相當密切的關聯。

肩胛骨上方骨脊凸出的末端就是「肩峰」，而肩峰與肱骨頭之間的距離，以及環築在周圍的肌肉群，建構了所謂的「肩峰下空間」。

一個密閉空間會有「天花板」和「地板」。因此，我們可以把肩峰下空間想像為一個房間：天花板就是肩峰、地板是肱骨頭、外牆是三角肌、天花板燈具是肩峰下滑囊，而旋轉肌袖就是位在這個房間內的傢俱。

從天花板到地板的距離（樓高）非常重要，因為距離變窄就會造成房間內的燈具及傢俱容易受到壓迫。所以說挑高的房子人人愛，夾層的房子沒人要。

就是因為這樣的空間是一個不安全的位置，「上有鍋蓋，下有鐵板」，只要鍋蓋鐵板改變位置或是形狀，就會造成空間變窄，而使得肩峰下滑囊或是旋轉肌袖受到壓迫。

因此，我們可以想想看，什麼樣的情形，會讓天花板或地板改變位置或形狀？

第一種情形是天花板往下降（Roof can come down）：像是天花板塌陷（肩峰骨折或是退化造

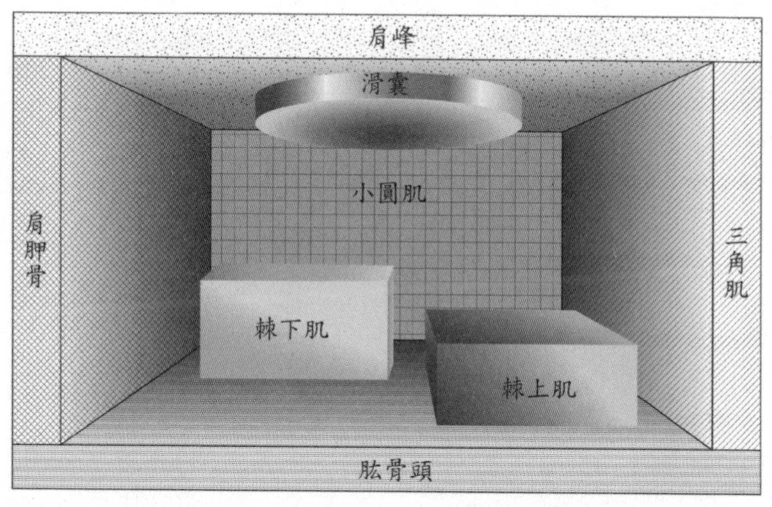

圖 12　肩峰下空間示意圖

成）、天花板多出許多的裝飾物（骨刺造成），或是因為天花板做造型變厚（肩峰先天性變異），會讓天花板往下降而產生壓迫。

第二種情形是地板往上隆起（Floor can go up）：生理專家發現，當肩關節外展上舉至三十至六十度時，肱骨頭（地板）會往上隆起〇．三公分。此時，肩峰下的空間就減少了。原本是挑高的樓房，也會狹窄變成夾層屋了。

再來是，如果房間內裡的東西變大了，比如原本只有一公尺的桌子，現在桌子拉長成三公尺，如此一來，空間也會相對變窄許多。

肩峰越彎，肩峰下空間越小

引起肩峰下夾擠症候群的原因，有幾種致病機轉，第一個原因就是肩峰先天性結構的關係。首先，是我們先前提到的空間變窄，骨頭硬梆梆的，為什麼會變窄呢？這就跟肩峰結構有關了。每個人的肩峰可能會不一樣，專家們根據手術以及X光片的臨床統計，大致將肩峰分成三種類型。

肩峰平坦光滑的平坦型（Flat）：因為肩峰下的空間較大，旋轉肌袖遭夾擠受傷的風險，比起其他兩種類型相對小一些，可比喻為平頂式的天花板。

接著是彎曲型（Curved）：肩峰不是那麼直，它會往下斜，就像是做了傾斜式的天花板。

還有像鉤子的鉤狀型（Hooked）：一部分人的肩峰在末端會有彎曲十幾度的情形，往下形成一個鉤子狀，就像是做了突出物的造型天花板。

依照嚴重程度，排列為平坦型、彎曲型、鉤狀型，肩峰越往下彎，就越容易刺到旋轉肌袖，像彎曲型和鉤狀型的肩峰角度比較彎曲，因此肩峰下的空間較小，也就最容易受傷。這些都是先天性結構的變異，可能是遺傳，或是成長過程中受到一些因素影響，形成現在這個樣子。（圖13）

鉤狀型的人，注定罹患肩夾擠嗎？

三種型態中，平坦型是最好的，它比較不容易發生夾擠的情形。

經過統計，大約五分之一的人屬於平坦型；彎曲型跟鉤狀型的人，各自分別佔五分之二。所以，某些人先天就有比較高的可能性會有被夾擠的狀況。

「如果我是鉤狀型的人，是不是之後一定會發生肩夾擠？」

其實不然，只是說可能性比較高而已。

大家可能會想說，鉤狀型肩峰的角度是不是很大，事實上，它只是鉤下來一點點而已，但比

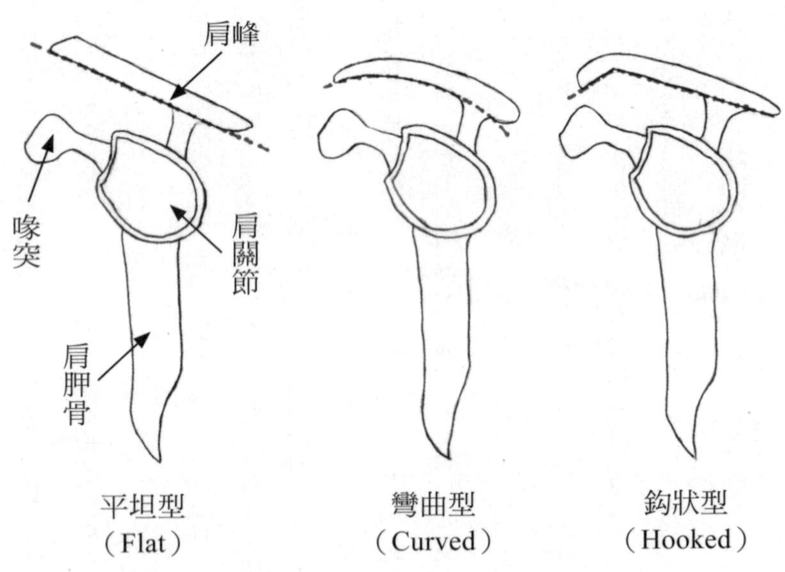

圖 13　肩峰生理性變異圖

起其他兩種類型來說，相對比較彎，但是正常使用下是沒有問題的。

就像是有些人的智商就是一百三，有些人就是一百，也不能說ＩＱ一百的就是失敗者，ＩＱ一百三就是成功者。只是根據臨床上統計，彎曲型跟鉤狀型的人，有較高機率出現肩夾擠的症狀，因此這兩類型的人更要注意自身的肩關節。

02 骨刺、肱骨雙夾擊，空間變小了！

經常撞擊摩擦肩峰，可能會造成骨頭細微受傷，肩峰為了保護自己的骨頭，就會增生骨刺來對抗撞擊力，一旦長出骨刺，肩峰下的空間就會變得更窄了。

此時，當棘上肌因發炎導致疼痛，不敢使用棘上肌，致使它的肌力因此下降，而無法有效下壓肱骨頭，就會增加兩塊骨頭互相撞擊、夾擠的風險。

前一篇說到肩峰先天性變異的致病機轉，以天花板來說，就是它的設計風格不同：有平頂式、傾斜式及造型式的天花板。

那麼，如果今天在天花板上掛上一些裝飾物，會不會覺得空間也變小了？這種天花板的裝飾物，就是所謂的「骨刺」。

過度使用肩峰，也會長出骨刺

前面比喻天花板是肩峰，只要從骨頭增生的東西，我們都稱作為「骨刺」（Spur Formation）。

肩峰會長骨刺的主要原因是使用過度，就好像彈吉他彈久了，手指頭會長繭一樣。這是因為皮膚組織在長期的摩擦之下，外層的角質層像是結痂的硬皮，這是一種自我防禦機制，否則再彈下去手指就會破皮、受傷了。同樣地，當使用經常使用肩膀時，可能會一直撞擊摩擦肩峰，可能會造成骨頭細微受傷。因此，肩峰為了保護自己的骨頭，就會增生一些比較硬的骨頭，去對抗這些撞擊力，一旦長出骨刺，肩峰下的空間就會變得更窄了。

石頭醫師
健康喬姿勢

骨科醫師手術時，竟戴兩層手套？

骨科醫師在開刀時，都要戴上兩層手套，外科醫師卻只需要一層就好，為什麼？

骨頭是人體內最堅硬的部位，增生的骨刺也很尖銳，只要一碰到，手套就可能會破掉；再加上，骨科手術常使用電鑽、電鋸等工具，這些都可能刺破手套，所以一般骨科醫師都要戴上雙層手套，用意是當我們手套被刺破時，只會刺破第一層，第二層是沒問題的，醫師的手跟病人的患部不會直接接觸，避免互相感染，所以穿戴兩層手套是必須做到的專業細節。

肩關節卡卡，原來是棘上肌發炎

不只有肩峰的部分，肱骨頭也是空間變擠的原因之一！

前幾個章節曾經提到：旋轉肌裡面有一條肌肉叫作「棘上肌」，位於肩峰和肱骨頭之間，目的是為了讓肩膀可以外展跟上舉。同時，在外展、上舉超過六十度時，會把肱骨頭往下壓（因為上舉在三十至六十度時，肱骨頭會往上移動〇．三公分），就可以維持肩峰下原來的空間高度，當我們手舉起來時，旋轉肌袖才不會被肩峰卡住或夾住，保持肩峰下空間活動的順暢。

然而，當棘上肌發炎導致腫脹，使得肩峰下的空間變小，活動起來會卡卡的，又因為舉到某個角度覺得疼痛，更加不敢上舉或外展，棘上肌沒有作用，會讓它的肌力下降。簡單來說，就是因為棘上肌的肌力減少，使它沒辦法在上舉的時候，有效下壓肱骨頭，肱骨頭就會往上頂，增加兩塊骨頭互相撞擊的風險。

當診斷是棘上肌發炎時，醫生就要趕緊幫助病患止痛，讓他可以繼續活動棘上肌，兩、三個禮拜不用，肌力就會降低了，若不盡快醫治，容易形成惡性循環。

肌肉實則「用進廢退」，你越常使用，肌力就越強；越不常用，肌力就降低，這就是為什麼運動選手持續進行肌力訓練，維持肌力在一定程度的目的。

比發炎更嚴重！當棘上肌破洞時……

這裡要補充一點，棘上肌肌腱破裂的情況，破掉的原因有很多種，譬如受傷、慢性磨損，當棘上肌腱被磨破表面，接著可能會出現破洞，這時手既沒辦法往上舉，也無法將肱骨頭往下壓。

更可怕的是，棘上肌還要跟三角肌做拮抗作用，這時候三角肌就會把它往上拉，肱骨頭就會嚴重隆起。

一開始，棘上肌腱發炎疼痛時，只是沒有辦法下壓肱骨頭，增加活動的空間，一旦它肌力不夠或是破裂，三角肌就會把它整個往上拉，到了這個階段，肩峰下空間就會變得非常小了。

肩膀外觀不一定看得出來，但是X光片可以看得很清楚，骨科醫師會去測量肩峰下空間的距離，正常距離大概介於一至一．五公分，在這個範圍內，就可以確保旋轉肌袖在一個安全環境下運作，當空間小於〇．七公分時，就要高度懷疑旋轉肌袖有夾擠的可能性。

總結來說，空間會變小不外乎三種原因，一是肩峰先天性結構差異，二是肩峰下長出骨刺，最後就是棘上肌肌力不足，而無法下壓肱骨頭，導致肱骨頭往上提，都會讓肩峰下空間變得擁擠，最後造成肩峰下夾擠症候群。那麼，要如何增強棘上肌的肌力呢？可參閱附錄「10棘上肌的肌力訓練」。

03

發炎致腫脹，所以被夾住了？

肩膀痛，不一定是五十肩，只要照一下X光、超音波，肩膀的病症就會原形畢露，馬上可以發現這是因為肩峰下滑囊發炎了。

接著，就要開始進行消炎，不外乎就是休息、復健、吃藥或打針，當病患的症狀還在這個階段時，很快就能消炎，但若是不理它，就會往下發炎，從棘上肌、棘下肌、肱二頭肌到喙肱韌帶為止。

肩峰下夾擠症候群，顧名思義就是夾住，已經有點壓迫的感覺，但如果說「夾擠」只有擠壓之意，就沒有那麼貼切，我認為應該是說：「因為擁擠，所以被夾住了。」

什麼東西被夾住呢？是肌腱被夾住，最常見的是旋轉肌袖中的棘上肌腱、棘下肌腱，另外的肱二頭肌的長頭肌腱也會被夾住。

健身最愛練的部位——肱二頭肌

許多人很難分辨肱二頭肌，其實一點都不難，小時候看過的卡通大力水手卜派經常展現的肌肉，就是所謂的「肱二頭肌」，顧名思義就是「手臂肌肉有兩個頭」，分別是手臂內側的「短頭」（short head），以及外側的「長頭」（long head），兩個頭分別連在不同的位置上，逐漸融合成一條肌肉。

肱二頭肌腱有兩個頭，它會在肱骨頸的地方分道揚鑣，短頭會與肩胛骨的「喙突」相連接，這是骨科醫師注射肩關節腔很重要的「標的點」；長頭就會繞到肩關節裡面，與關節唇連接。

所以，棘上肌、棘下肌、肱二頭肌的長頭肌腱，甚至肩胛下肌都有可能會被夾住，久了當然就容易出事，最輕微的情況是破皮，然而當肌腱一直被骨頭夾住、摩擦，慢慢地肌腱就會出現破洞了。

當肌腱被磨幾十次也許還好，若是磨到幾千、幾萬次，連鐵杵都能磨成繡花針了，更何況是肌腱，怎能不破皮、破裂呢？

緩衝器滑囊，也會受傷？

「醫生，我的肩膀好痛！已經痛了兩個月了，是不是五十肩啊？」

一名中年婦女扶著右肩走進我的診間，滿臉疲倦，可以看出她已經有一陣子沒有睡個好覺了。

「大姐，妳這個情況不是五十肩，而是因為滑囊發炎。」經過問診之後，發現原來是大姐平時因為做家事，肩部使用過度造成滑囊發炎的症狀。

肩部有很多滑囊，其中較重要的是肩峰下滑囊和三角肌下滑囊。它們都位於負責肩部活動的旋轉肌群上。當滑囊發炎，它的緩衝功能就會降低，進行手臂的活動時，更加容易造成疼痛，若沒有好好針對患部進行治療，最後就會導致慢性發炎、旋轉肌群病變或撕裂的情況。

滑囊就像是避震器，在很多的組織當中，扮演緩衝保護的角色，由兩層膜構成、內含滑液的囊狀結構，主要功能是讓肌腱通過骨頭時，能減少碰撞和壓力，達到緩衝的作用。例如，骨頭跟肌肉之間、骨頭跟肌腱之間，都會有這樣的避震器，才不會讓筋膜因為磨損而受傷。

在人體內，滑囊屬於比較不是那麼關鍵的組織，所以可以透過它來保護重要的骨頭、肌腱等，但它本身也會受傷、破裂、腫脹或是出血的可能，只是受傷後，所產生的疾病相對來說比較容易治療。

這就像是隨扈要幫總統擋子彈一樣，雖然避免了總統受傷，但並不代表隨扈不會受傷喔！

滑囊發炎勿忽視，當心炎症向下延燒

如果肩峰下空間遭受夾擠的話，首先會夾到的就是肩峰下滑囊，因為它是避震器，要保護肌肉肌腱組織。所以，很多肩膀初期的症狀，都是滑囊在發炎，若是這個時候忽視它，發炎的症狀就會繼續向下蔓延發展。

肩膀痛，不一定是五十肩，只要照一下X光、超音波，肩膀的病症就會原形畢露，馬上可以發現這是因為滑囊發炎了。接著，就要開始進行消炎，不外乎就是休息、復健、吃藥或打針。當病患的症狀還處在這個階段時，很快就能消炎，但若是不理它，就會往下發炎，從棘上肌、棘下肌、肱二頭肌到喙肱韌帶為止。

我在診療時，看過許多病患沒有意識到可能是滑囊發炎，而自行敷藥、貼藥膏，或是尋找民間療法進行治療，反而容易造成不好的結果。

所以，當你感到肩膀有不舒服的情況，暫時減少患部的活動時間，讓它好好地休息，如果超過一星期沒有好轉，請一定要尋求專業醫師的診治，千萬別病急亂投醫。

想消炎，就要學著適當休息

為什麼肌腱、韌帶和滑囊會變腫脹呢？就是因為它們發炎了！

發炎會導致腫脹，以滑囊炎來說就是滑囊腫大，在臨床上可能會大到一至兩倍，這時候若進行超音波檢測，就很容易偵測到；若肌腱發炎的話，肌腱就會變得腫大，或是韌帶會鈣化，因為發炎而腫脹，導致肩峰下空間變得擁擠，增加被夾擠的機會。

如果是肩峰下夾擠症候群、肩周炎，處理的原則都一樣：有發炎的症狀，消炎止痛就好。不用聚焦在病名上，病名只是醫師心裡的一把尺，用來診斷疾病後續會往哪一方面發展，這就是醫療專業的範疇了，讀者只要知道——發生疼痛，就要趕緊找專業醫師，做正確的診斷。

想要消炎，就要學著休息，但這種休息是適度的，會疼痛的地方，不要強行動它，也不能完全不動。只要發現一動，肩膀就會感到疼痛，此時就要趕快求助醫師，醫師會先幫你消炎止痛，等肩膀比較不痛時，就要趕快活動關節，才不會發生肌力降低，造成後續一系列的疾病。

還有一種原因會讓空間變擠——腫瘤或腫塊，雖然很少見。比如，肌肉的腫瘤，或者是脂肪瘤，這些腫塊當然也會增加肌腱被夾擠的風險。

這些在肩峰下的腫瘤是相當罕見的，只是民眾應該要有一個全面的概念。骨科其實很簡單，也很科學，就是在講一個空間，當裡面的東西受到壓迫，就會有不舒服或是疾病產生，也要了解為什麼自己的肩膀會受到壓迫？是空間變小，還是裡面東西腫大、變多？僅僅是這樣的概念而已。

反轉走鐘 肩膀回正案例

過早投變化球的高中生投手

棒球選手是肩峰下夾擠症候群的高危險群。有一天，診間來了一名十六歲的小男生，是棒球隊的投手。

一天，他發現自己投完球之後，肩膀就開始感到緊繃疼痛，他將這個情況告訴教練，沒想到教練卻跟他說：「你繼續投就不會痛了，吃苦當吃補，你想要當一個好投手，就要努力練習投球。」並且告訴他，像日本的松坂大輔，一次可以投兩百顆，他就是努力練習才有了現在的成績。

「你這就是投不夠嘛，再去丟十球！」

投了一球，痛！再投三球，還是會痛，直到真的投不下去，前來就診。

肩膀痛，原來是變化球的過

經過問診了解，原來他除了投直球之外，還嘗試投變化球。想要投出變化球，肩膀要做外展姿勢，再加上極度外旋的動作，這樣投出去的球才會有變化，就是這兩個動作造成肩膀疼痛。於是，幫他做了一些檢查，發現是因為棘上肌腱發炎、被夾擠到了，因為他的年紀還小，就沒有開立藥物，而是先請他讓肩膀休息一陣子，接受復健治療。

「現在這個情況是發炎了，一定要休息，還要跟教練講不能再丟變化球了。」在這時候必須制止他投變化球。就算是美國大聯盟，只要選手受傷時，第一時間一定是先讓他下場休息，釐清疾病的情況，再做後續的處置。

在美國，青少年投手每一場球都有投球數跟球種的限制。比如，他們在高中之前都不能投變化球，因為這個時候青少年的骨頭、韌帶跟肌肉肌腱還沒發育成熟，若在這個階段使用太大角度的話，會造成他們肩膀的傷害。

「弟弟，如果你未來還想要繼續在場上投球，至少在十八歲以前，先不要投變化球，我們先投直球為主。」他點了點頭，露出燦爛的笑容。

過度練習只會有傷害，絕對不會更好！

還記得王建民吧！他是不是一位相當優秀的投手呢？

不過，在他高中時期，沒有人聽過他的名字，因為他在那時候並不是很出色的投手，跟他同時期有名氣的是曹錦輝、郭泓志，王建民大概排在第五號。那為什麼王建民後來能在大聯盟發光發熱？原因就在於他在高中時，沒有過度使用肩膀，擁有一副健康的肩膀，所以才能在美國大聯盟打天下。

變化球外旋的幅度非常大，很容易造成肩峰與肱骨頭之間的撞擊，一次、兩次不會出現太大的問題，然而當撞擊了幾百次時，怎麼可能不受傷？

即便是王建民，後來在美國大聯盟也因此受傷了，因為變化球對肩膀損害的強度太大了，面對這種高強度的運動，還是會有受傷的可能。更何況是在還沒有發育完全的高中時期，就更容易受傷。鈴木一朗為什麼可以打那麼久？因為打擊手肩膀本來就比投手不容易受傷，他們的運動生涯也比投手長，不用像投手每次投上百球，肩膀保護得比較好。

所以運動選手最重要還是保護好自己的身體，在成長過程中，過度訓練都只會有傷害，絕對不會更好。

04 忽視初期症狀，當保守治療無效時……

初期的肩峰下夾擠症候群採取保守治療，解除發炎因素，就沒問題了。中後期因為肩膀已經發生結構上的改變，在這階段已經不能單單針對症狀的治療，需要做結構的調整。比如說，病人肩峰長了骨刺，就要削掉骨刺；或是鉤狀型的肩峰，那麼就需要把彎曲的肩峰削薄一點……。

肩峰下夾擠症候群的症狀，除了痠痛以外，其實最重要判斷方式，就是上舉過頭時會感到疼痛。這個概念很簡單，只要之前所提到的原因都發生了，就會造成上舉不順暢，引發疼痛。

這類的檢測方式稱為「夾擠試驗」，共有兩種方法：

◆ **Neer sign**（圖14）：醫師將病人的手往上舉，若有緊繃疼痛感，則為陽性。

◆ **Hawkins sign**（圖15）：醫師將病人的手往上舉後肩膀內轉，若有緊繃疼痛感，則為陽性。

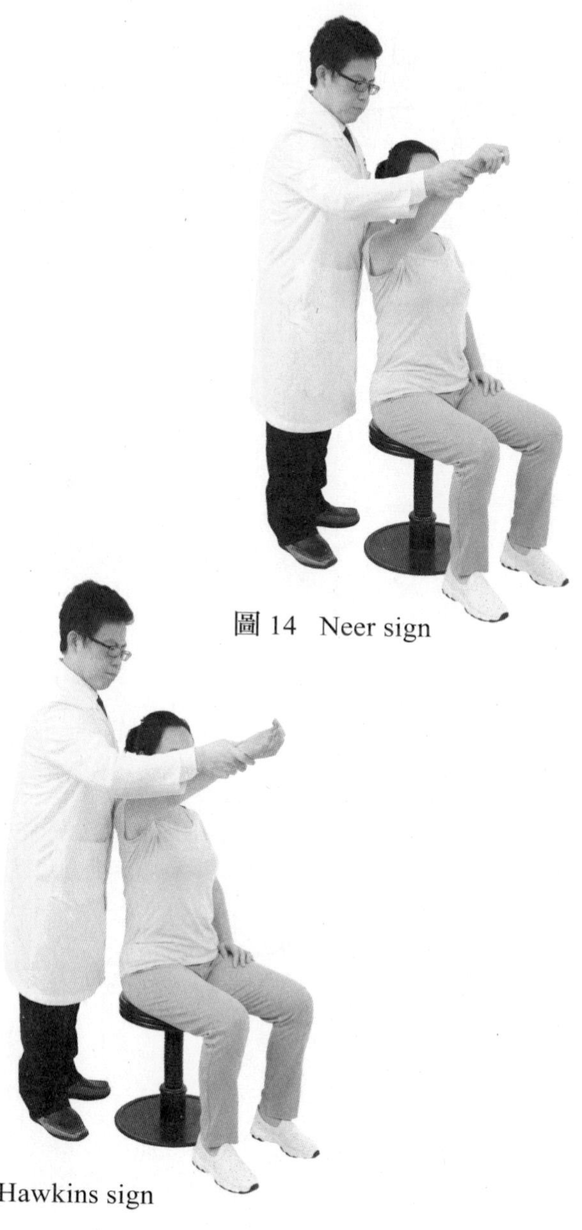

圖 14　Neer sign

圖 15　Hawkins sign

手舉高也會痛，不一定是五十肩

有人會問：「五十肩不也是手無法舉起嗎？」

五十肩要看是處在什麼程度，根據〈PART 3 斷開惱人的五十肩，不再輾轉難眠！〉中有提到，初期五十肩（肩周炎）的病患可以舉起手，只是會有疼痛感，但肩峰下夾擠症候群是舉到一百二十度以上，就會感到疼痛，或是手臂內轉感到疼痛，這兩個都是自我檢測的方式。

「這跟初期的五十肩不是很像嗎？」

沒有錯，初期的五十肩也可以把它歸類在廣義的肩峰下夾擠症候群，因為初期的五十肩就是周圍的結締組織發炎了，發炎就會腫脹，空間是不是就會變小了？

雖說肩峰下夾擠症候群的有些症狀會跟肩周炎一樣，像是晚上睡覺時會感到疼痛。那是因為睡覺時，睡姿也許不是很好，可能手會高舉過頭，此時肩峰下夾擠症候群的病友因被夾擠到而感到疼痛；但肩周炎的病友則是睡覺壓到肩膀就會感到疼痛，不一定要高舉過頭才會疼痛。所以兩者造成疼痛的原因，還是有些不一樣。

發展至中後期，需進行手術治療

李大哥滿臉愁容，走進了診間。

「醫生，最近這幾個月只要手舉到這裡，就會感到疼痛，像是這樣……嘶！」他把手舉到九十度，痛苦地倒抽了一口氣，「而且還越來越痛，睡覺也會不小心壓到痛醒，因為睡眠不足，工作經常出錯……。」

經過詳細檢查之後，才發現原來李大哥的肩峰長了骨刺，肩峰下的空間因為骨刺而縮減，只要一抬手就會刺到旋轉肌袖，一開始以為是工作疲勞造成，不以為意，時間一長，旋轉肌袖就破裂了。

如果是初期肩峰下夾擠症候群，我們只要針對它可能產生的原因進行解除，如果病患是因為肩峰下滑囊發炎，就直接注射消炎針到滑囊；如果是肌腱發炎，就在肌腱附近注射消炎針，把產生疼痛的因素去除，病患的肩部自然就可以活動了。

大家可能會發現，肩峰下夾擠症候群跟肩周炎的治療方式相似，只是打針位置不同，這就要交由專業醫師進行判斷。然而，到了中後期，這種保守治療已經無法見效，就需要進行結構的調整，長了骨刺就削掉、肌腱破洞了，就要補起來！

在傳統手術，削骨刺有時候會削過頭，不過因為醫療科技的進步，在肩關節鏡的發展下，可以設定刻度、深度，控制削掉骨刺的範圍，想要多削磨也沒辦法，所以基本上不會產生後遺症，因為這項手術只是把骨刺削薄，就好像把家裡的天花板削薄一樣。

大約能刨削掉〇．三至〇．五公分的骨刺，數字看起來很小，但對於病患來說已經很夠用了，只要增加〇．三至〇．五公分，就能有很大的空間讓肩膀活動。

留意日常動作，減少肩夾擠發生機率

結構調整手術的術後一定會感到疼痛，大約需要復健一段時間，以便讓肌力回復。

以現今的醫療技術來說，只要手術結束後，就要儘早做復健的療程，一點一點慢慢活動，不能一下子就高舉過頭，不僅病患還在疼痛期，也很容易受傷。在這個時候，要鼓勵他們在可以忍受的範圍去活動肩膀。

回過頭來說，要在什麼時候介入治療呢？

絕大部分的病人可能是滑囊或是肌腱受傷發炎，只要讓患部適當休息就會消炎了。一般而言，會發炎疼痛是因為肩部沒有適度休息，只要減少工作量，炎症就會消退下來了。

有些病患會說：「我肩膀會痛，然後休息兩、三天就不痛了耶！」

假使出現這樣子的情況，是因為自己意識到了疼痛，並做了某些程度上的修正，例如因為擦窗戶扭到肩膀，後來就不再擦窗戶了，患部因而變得不痛。

肩峰下夾擠症候群屬於累積性的傷害，想要避免病症的發生，預防永遠勝過治療。平時就要避免長時間的上舉、投擲等動作；避免長時間側睡，這樣容易造成單側旋轉肌群壓力過大；坐姿也要注意，曲背和頭向前傾等姿勢都容易造成肩峰下夾擠症候群。

另外，經常健身的人就要注意不要忽略肩胛骨的肌群，否則容易造成肌力不平衡；長時間當低頭族、缺乏伸展運動，都是造成肩峰下夾擠症候群的原因之一。

留意日常的習慣動作，提供旋轉肌袖足夠的空間，就可以減少肩夾擠發生的機會。

石頭醫師

健康喬姿勢

健身狂人注意！這樣做，重訓動作才正確

健身逐漸成為許多人生活的一部分，可能是想要減脂塑身，也可能是想要練出肌肉線條，重量訓練都是運動菜單最常出現的項目。在目前的醫療界，有一個動作被確定是造成肩夾擠的原因之一。

進行重訓時，我們手臂會高舉過肩，並做內轉動作，這個動作是肱骨頭跟肩峰最靠近的時候，就會增加夾擠的風險。所以，建議進行上舉時，最好是往外展，如此一來，比較不會讓肱骨與肩峰太過靠近。

反轉走鐘 肩膀回正案例

肌力訓練強度高，二十五歲竟得肩峰下夾擠症候群

二十五歲的小易，是一間健身房的學員，平常就有健身的習慣，所以第一眼看見他的時候，就是很壯碩的年輕人。

進入社會開始工作以後，便疏於練習，身上的肌肉也快要消失，小易除了增加訓練的次數之外，還加強了運動的強度，做了三個星期之後，他發現肩膀上舉時，會感到疼痛。

一開始他跟很多人的想法一樣，想說是不是肌力訓練得不夠？所以更努力加強肌力訓練，沒想到情況沒有改善，反而痛得更厲害，於是開始慌了，只好來石頭醫師門診求助。

夾擠試驗，一動就知道問題在哪裡！

一看到這麼健壯的男生走了進來，當下心想，搞不好他的肩膀比我還強壯咧！

「你怎麼啦？」

「醫生，我的肩膀很痛，舉起啞鈴時很痛。」

「不可能吧，你這肱二頭肌、三角肌都那麼強壯。」

「醫生不要挖苦我了，我現在連最輕的啞鈴都舉不上來。」

聽他這麼說，隨即進行了詳細檢查，果然發現他的夾擠試驗呈現陽性反應，幫他把手抬到耳朵高度就不行了，幫他做內轉動作也不行，這兩個動作都會疼痛，再來請他自己做外展，果然在六十度就逐漸緩慢，超過一百度之後，又可以往上舉。只有在六十度到一百一十度之間動作有點緩慢，超過以後，又可以輕鬆往上舉。

接下來，也不用做超音波了，因為夾擠試驗，又根據他在進行的訓練，已經很明顯告訴我，他的症狀就是所謂的「肩峰下夾擠症候群」，並且屬於初期階段，可能是滑囊或旋轉肌袖發炎。

初期肩峰下夾擠症候群，休息、復健、藥物搭配治療

因為剛受傷沒多久，除了讓他休息之外，還給予口服的止痛藥。

我囑咐他必須減少健身的頻率跟強度：「你以為疼痛是因為肌力不夠、做得不夠多，所以拼命做，其實恰恰相反！因為你有一段時間都沒有動，現在突然動了起來，還一下子增加強度，才會造成它發炎，所以要適度休息。」

因為是初期就沒有打針，只需要服用消炎藥，並進行局部的復健治療，像是電療、雷射、超音波治療等。電療就是貼墊片，大約十五分鐘，透過電流降低周圍的阻力，達到消炎的效果；雷射則是使用一個探頭，把低能量雷射釋放出來，治療發炎症狀；超音波可以用來診斷，也可以用於治療，因為它只是選擇不同的波長而已。

物理治療師可以根據病人的情況，選擇對他有效的方式，給予局部治療。適度休息、調整訓練強度、配合藥物、復健治療四項同時進行，經過兩個禮拜的時間，小易的症狀就痊癒了，又可以繼續做他喜愛的健身運動了。

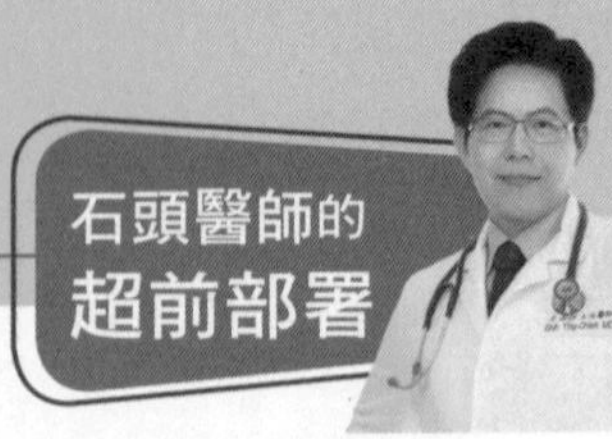

肩峰下夾擠症候群

◆預防肩峰下夾擠症候群，最重要的就是強化棘上肌的肌力，擁有強大的棘上肌便能在手臂上舉時，將肱骨頭往下擠壓，以維持肩峰下空間的距離，避免因空間變窄造成旋轉肌袖受到壓迫。

◆如果因工作或是運動需要大角度地使用肩膀時，注意一定要先活動肩關節，切忌突然間大角度的旋轉肩膀，因為旋轉肌袖位在一個不安全的空間中，上有鍋蓋，下有鐵板，很容易讓旋轉肌袖受到夾擠而受傷。

Part 5

無望再舉？吾Want再舉！告別「肩」苦人生——完治旋轉肌袖破裂

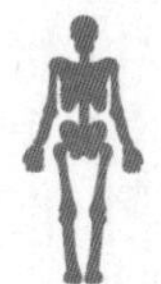

當天花板和地板之間的距離變得狹窄，或是擁擠的時候，其實就是所謂的「肩峰下夾擠症候群」，此時會感到肩膀卡卡的、不是很舒服，而旋轉肌袖的破裂則是進一步的「升級版」。

正所謂「傷筋動骨一百天」，本來就不太容易修復的旋轉肌袖，在手舉高拿東西、做個家事時又被夾擠到……，反覆夾擠之下，慢慢地從表面磨損到內層裡，最終造成整層肌袖都破裂了，自此肩膀難以抬高，無望再舉，正式邁向「肩苦人生」新里程。

01

搶救硬肩膀，我的手竟然也會不舉！

若是空間越來越狹窄，肌腱本身自然越容易受到磨損，一開始可能會造成發炎，繼續磨損下去，就是破皮了。

假使不斷耗損的話，將可能導致部分破掉，最後就是全層破掉，旋轉肌袖就此宣告破裂，肩膀自然舉不起來了⋯⋯。

「石醫師，救救我的硬肩膀啊！」一名體型壯碩的油漆工人走進門診後，就忍不住哀嚎起來。

「來！不要擔心，說說看這次又怎麼了？」因為職業關係經常要爬上爬下，難免有失足的時候，傷筋動骨成了家常便飯，在這裡已經累積了不少的病歷。

「我這次不舉啊！等等，醫師不要誤會，是肩膀舉不起來！」他略微害羞地說。人高馬大的他，沒料想到自己竟栽在這裡，已經好幾週無法正常工作了。

肩峰下夾擠症候群的升級版

透過問診與理學檢查之後，大致可以診斷是旋轉肌袖破裂所造成的問題。

「為什麼旋轉肌袖會破裂呢？」相信也是大家的疑問。旋轉肌群（圖16）一共有四條，由前到後分別是肩胛下肌、棘上肌、棘下肌及小圓肌。這四塊肌肉把肱骨頭完整的包覆起來，使得肱骨頭能夠做出內轉、外轉、內收和外展的動作。

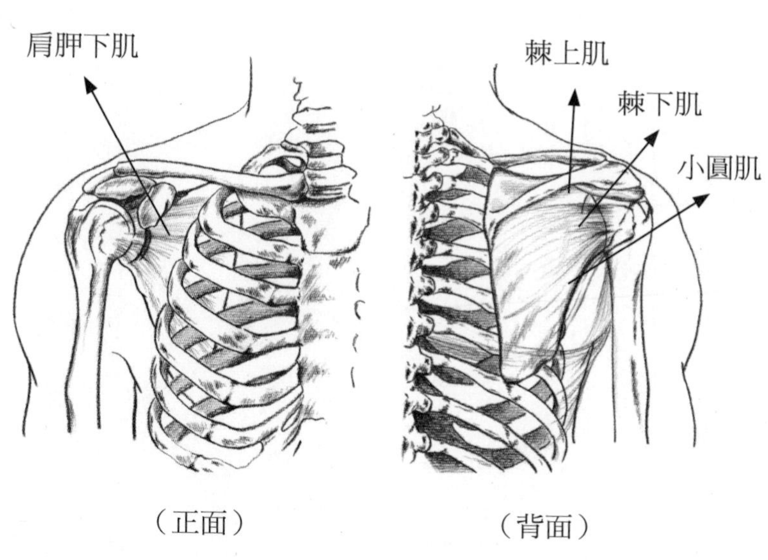

圖16　旋轉肌群示意圖

肱骨頭作為地板，天花板就是肩峰，旋轉肌袖則是附著在其中的空間，若是地板和天花板的空間越來越狹窄，旋轉肌袖就越容易受到磨損，一開始可能會造成受傷發炎，繼續磨損下去，就是表面破皮了。假使狀況持續惡化下去的話，將可能導致肌腱部分破裂，最後就是全層破裂，旋轉肌袖至此宣告失能。

此時，想要抬起肩膀，自然就「無望再舉」了！

當天花板和地板之間的距離變得狹窄，或是擁擠的時候，其實就是所謂的「肩峰下夾擠症候群」，此時會感到肩膀卡卡的、不是很舒適，旋轉肌袖的破裂則是進一步的「升級版」，不過這兩種病症的治療，就有了天壤之別。

我們不妨想想看，如果皮膚稍微磨破一下會發生什麼事？一開始當然會感到疼痛，同時併發流血現象，不過流血之後，皮膚就會開始慢慢癒合。可是假使破皮之處還沒癒合的時候，又不小心再次受傷破皮，連續傷害之後會變得如何？皮膚會因此難以癒合，若是進一步引發感染，甚至會造成蜂窩性組織炎，嚴重的話還會壞死。

因此，可以同步理解傷口癒合的兩大關鍵，第一是流血，血液才會帶來促進生長修復的因子；第二是不能頻繁受傷，影響人體自癒機制的運作，造成修補趕不上反覆破裂的惡性循環之中。

一再夾擠，終致肌袖破裂

再回到旋轉肌袖，假如說這個空間變得狹窄擁擠了，只要活動肩膀就會夾擠到旋轉肌袖，而其中棘上肌和部分的棘下肌最容易被夾擠到，因為它們剛好位在肩峰的正下方（肩胛下肌必須做非常大的內轉動作，小圓肌則是要做非常大的外轉動作，才有可能被夾擠到），而棘上肌因為全部位在肩峰的正下方，更容易發生夾擠現象，導致發炎破皮。

臨床門診中，一旦患者發生旋轉肌袖被夾擠，幾乎都是棘上肌的問題，多半八九不離十。

當旋轉肌袖因為夾擠造成磨損，那麼總該會流血吧？因為流血代表著身體啟動自癒的機制。然而，前面曾提到過肌腱、韌帶等屬於先天性比較缺血的組織，就算磨損破皮也不太流血，本來就不太容易癒合的旋轉肌袖，在手舉高拿東西、做個家事時又被夾擠到……，反覆夾擠之下，慢慢地從表面磨到內層裡，最終造成整層肌袖都破裂了，自此肩膀難以抬高，無望再舉，正式邁向「肩苦人生」新里程。

詩仙李白說：「鐵杵也會磨成繡花針！」此言果然不假，更何況是脆弱的旋轉肌袖呢！然而肌袖破裂是屬於動態進程，中間仍有很長一段時間可以藉由醫療的介入，讓肌袖停止繼續損耗下去，達到緩解傷害與修復回轉的可能。

反轉走鐘 肩膀回正案例

家事頻繁，導致旋轉肌袖破裂的家庭主婦

今年五十五歲的秀敏姐，是名傳統的家庭主婦，幾年前就開始發覺肩膀有不舒服的感覺，因為問題不大，於是不以為意。但生活中總是有忙不完的家務事，當然不能因為一點小病痛，就放任家事不管，仍然維持規律的作息，儘管高舉肩膀時有一點點痠痛，貼上痠痛藥布之後，還是忍耐痠痛，繼續買菜煮飯、掃地拖地、晾衣服……。

手臂使不上力，驚覺事態嚴重

只是發現最近幾個月以來，怎麼越來越難掛衣服了，手臂也越來越沒辦法舉高，甚至需要借助另一隻手的輔助，才能順利上舉，面對眼前的家事突然充滿無力感，只好跑來診所求助。

經過「夾擠試驗」的簡單檢查，果然呈現陽性，由於她說肩膀「主動」舉不起來，可是經石頭醫師「被動」協助一舉，就能舉起來了。

隨後，再請秀敏姐伸張手臂，到達六十度就會感到疼痛，最多只能上舉九十度，就再也舉不上去了，只能透過另一隻手的協助幫忙上舉（如果是冰凍肩的話，當右手舉不上去，即使透過左手幫忙也是抬不起來）。

這就表示除了發生夾擠之外，還夾破了棘上肌的肌腱。因為整個發展過程中，透過每天反覆一點點的磨損，慢慢地導致棘上肌肌腱破裂。

此外，透過 X 光照射檢查，發現她的肩峰下方長出骨刺，可能因長達十幾年的磨損累積所造成。骨刺長出來又夾擠到棘上肌腱，導致棘上肌的肌力下降，不斷惡性循環下，使得她的肱骨頭也往上移動。所以肩峰下空間只剩下〇・五公分，遠小於一般人的一到一・五公分。

先手術後復健，完治旋轉肌袖破裂

透過多重檢查之下，發覺肩胛下肌跟小圓肌都沒問題，但是棘上肌的動作做不出來，棘下肌會有點疼痛，所以我的診斷是肩峰下夾擠症候群，合併棘上肌肌腱破裂，基本上應該是全層破了，但是由於無法斷定破裂的大小，大致推測不會超過五公分，於是協助轉介到醫院做進一步的檢查（後來報告果然是三公分的破裂）。

骨科醫師先幫秀敏姐做了關節鏡的手術，全名叫做「肩峰成形術合併棘上肌肌腱縫合術」，把三公分的破洞補起來，同時把肩峰下的骨刺刨削掉，打了兩排四根帶線的鉚釘，將肌腱牢牢地縫補起來。

手術後返回診所，繼續復健治療，三個月之後，肩膀功能就已經恢復正常狀態。現在的她，再度回到一名快樂的家庭主婦了！

02

我可以不動刀嗎？——旋轉肌袖破裂類型的治療建議

如果是全層破裂，整隻手大概都會舉不起來，但是經由醫生的輔助之下，可以協助將手舉起來，所以是「主動舉起」不行，「被動舉起」卻沒問題。

如果是部分破裂的話，主動、被動運動大致沒問題，卻會有疼痛感……。

旋轉肌袖的破裂，大致上分為——部分破裂（Partial tear）或是全層破裂（Complete tear），可以藉由理學檢查及影像攝影來加以判定。

所謂部分破裂，指的是肌腱的厚度沒有全裂開，只裂開到部分的厚度；而全層破裂就是整層肌腱的厚度完全裂開。

所以，如果是全層破裂，整隻手大概都會舉不起來，但是經由醫生的輔助之下，可以協助將手舉起來，所以是「主動舉起」不行，「被動舉起」卻沒問題，這和冰凍肩的「沾黏」不同，冰凍肩則是主動和被動都無法高舉起手臂。

如果是部分破裂的話，「主動舉起」勉強可行，「被動舉起」沒問題，但是在主動運動時，患者會感到疼痛。

	旋轉肌袖部分破裂	旋轉肌袖全層破裂	冰凍肩
主動	可以舉起，但上舉時會痛	無法舉起	無法舉起
被動	可以舉起	可以舉起	無法舉起

旋轉肌袖破裂，一定要進行縫合手術？

另一種比較罕見的情況是急性受傷，造成急性旋轉肌袖破裂，門診中曾碰過伯伯騎摩托車跌倒，導致手臂受到強烈撞擊，但是伯伯的骨頭竟然沒有受傷，反倒是旋轉肌袖卻因此破掉了。

為什麼會發生這種情況？可能是因為伯伯本身肩膀已經長有骨刺，因為大力碰撞使得骨刺劃破了旋轉肌袖，但這仍屬於少數個案，大部分還是所謂的退化性磨損。

「那麼，當旋轉肌袖破了，該怎麼辦呢？」破裂也因大小而有不同的處理方式，若是屬於部分破裂，基本上不需要手術介入，這時只要給予適度的治療，譬如動作修正、消炎止痛，讓血流慢慢地累積，啟動身體的自癒機制，就有機會慢慢恢復正常。

「石醫師，這樣是不是要我不能亂動？」有些患者可能會有疑問，其實並非不能動，而是要留意活動時，保持不會痛的姿勢，若某些姿勢會感覺疼痛，就盡量避免，才不會因再度夾擠到而造成反覆性受傷。

如果是全層破裂的類型，依照大中小會有所區別，臨床上若小於一公分的話稱作「小型破裂」；一到三公分叫作「中型破裂」；三到五公分叫作「大型破裂」；大於五公分以上則是「巨大破裂」。想當然爾，破裂越大，癒後的效果就越差，處理起來也越加棘手。

因此，若是屬於小於一公分的破裂，通常不會建議病患手術，而是建議採取保守治療，因為破損範圍還不是那麼大，仍有機會透過生活型態的修正，促進自癒的機制，讓破裂的旋轉肌袖修復。

除了一般復健治療外，目前針對「小型破裂」最熱門的治療，當屬「自體血小板生長因子注射法」（PRP），直接施打在旋轉肌袖破裂的附近，加速癒合效果。

石頭醫師
健康喬姿勢

什麼是PRP？不用開刀，就能修補受傷的肌腱韌帶？也能終止軟骨細胞磨的磨損？

PRP注射法，全名為「自體血小板生長因子注射法」，由於血小板會分泌許多種促進組織生長的因子，透過血液離心將血小板跟生長因子萃取出來，直接注射於肌腱韌帶或是關節軟骨，就能促進受傷組織修復癒合。

效力於美國職棒紐約洋基隊的日籍投手田中將大，因運動生涯考量而選擇不開刀治療手肘痛，就是採用PRP注射法，提供受傷的肌腱新生與復原。

如果是一到三公分的程度，針對年輕的病人就會建議進行手術治療，因為年輕人的工作時間、生命週期還很長，手臂也需要做許多動作，若是肩關節活動因此受限，勢必造成極大的困擾，甚至影響到家庭生活及工作。手術是將破裂的肌腱縫補起來，一般而言手術後效果都很不錯。

破損過大，採用帶線鉚釘鑽骨打洞縫合

關於手術的方式就有多種選擇，過去的傳統手術是直接切開患處，在骨頭上打洞，再用縫線穿過骨頭進行修補。只是面臨骨頭鑽洞的狀況，首先是手術視野要夠大才做得到，這樣就容易傷及許多軟組織，造成手術後疼痛。

所以目前手術的方式多以關節鏡修補，或是小傷口結合關節鏡修補（圖17）。若是無法單就肌腱進行兩邊對縫的時候，就會視患者破裂位置的實際情況做判斷，有時打上兩根帶線鉚釘、有時打上雙排四根鉚釘。

不過，如果患者是老人家，由於骨頭過於脆弱，採用鉚釘扎下時就會不夠牢固，地基不穩，甚至鉚釘會有脫出的危險，手術效果就會打折扣。所以當肌腱破裂一到三公分的時候，年輕患者會建議進行開刀修補，老年病患就會建議採保守治療，以不影響生活品質即可。

如果破損已經到達三到五公分，通常就要接受手術了，除非有不能開刀的理由，譬如說患有癌症（骨癌），或是心肺問題無法接受全身麻醉，又或者具有凝血障礙等問題，否則都會建議接受手術修補。

那麼五公分以上的破裂呢？非要手術縫補嗎？這時候就不一定了，因為此時手術難度極高，

幾乎是從前面的旋轉肌袖破裂到後面，進行縫合相當高難度。此時，大部分骨科醫師沒有辦法處理這樣子的病人，因此需要轉介到醫學中心，由專門的醫生進行肌腱移植手術來做修補。目前移植部位有取用自己的肌腱（如闊背肌的肌腱），覆蓋在破裂處，然後縫補起來。

不過，通常大於五公分的破損，就算進行肌腱移植手術之後，癒後的效果也不好，也就是說這時期開刀與不開刀，結果似乎相差不大，因此是不是真的非得動刀，就需要審慎考慮。

現今醫療技術日新月異，骨科專家們仍然不斷地在創新跟研究，也許往後會有更好的方法，可以修補這類巨大型的破裂。包括我現在參加骨科醫學會，看到好多醫師都在分享自身臨床經驗，面對這種巨大破裂的病人，他們做了哪些治療跟手術？又獲得了怎麼樣的成果？

總結來說，三到五公分強烈建議進行手術修補，小於一公分跟大於五公分則傾向保守治療，落在一到三公分的範圍，則依年齡、生活型態、生活品質和需求來綜合評估。

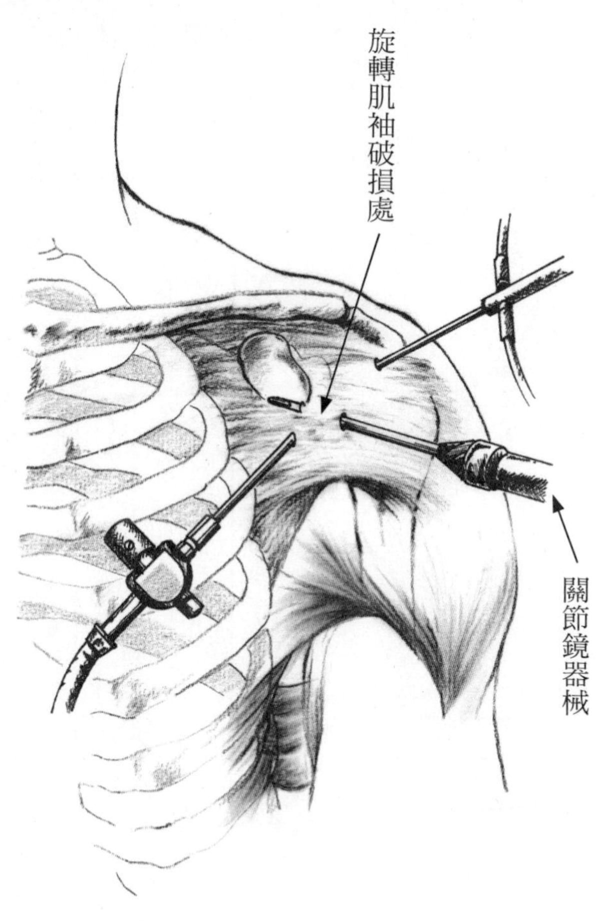

圖 17　關節鏡旋轉肌袖破損縫合術示意圖

◆全層破裂的類型與處置方式：

名稱	破裂範圍	處理方式
小型破裂（Small）	小於一公分	以生活動作修正為主（保守治療為主）
中等破裂（Medium）	一到三公分	可依年齡等因素提供建議
大型破裂（Large）	三到五公分	建議以手術修補
巨大破裂（Massive）	五公分以上	肌腱移植手術或保守治療

小洞不補，會變大洞？

關於旋轉肌袖破裂的機轉，在於生活中直接且持續地磨損，還有生理性少血的特性，所以才會造成肌腱沒有辦法順利癒合。

「石醫師，所以小洞不補，就會變成大洞？」這句話不能說完全都對，因為這個小洞是不是要立即補起來，也不是只有單向考量，仍然需要依個別病患的情況，以及醫師的判斷來決定。

如同上面歸結的治療方式，部分破裂（Partial Tear）通常不需要手術，二〇一九年的一份研究論文指出，沒有證據可以支持部分破裂需要手術修補，也就是說，手術後和不手術的病人，兩者癒後都是一樣的結果，所以部分破裂的病患大部分採用保守治療就可以了。正所謂「預防為先」，任何問題事前預防，總比事後補救來得好。

當你處在初期部分破損的階段，找到一位熟悉病情的醫生，醫生就會幫你緩止破損情況，就不會往全層破裂的方向繼續前進。

很多人可能害怕動手術，然而選擇何種治療方式，從來就不是單一的選項，更需要專業的醫療介入指引，想要「吾 Want 再舉」，不管是調整生活形式的復健、經由 PRP 注射法促進自癒機制，或是採取手術縫合等，唯有完治旋轉肌袖破裂，才能真正告別「肩」苦人生。

反轉走鐘 肩膀回正案例

透過施打PRP成功讓破損肌腱癒合

秀秀姐儘管已經五十八歲了，一身貴婦的打扮仍看起來相當年輕，經常讓人誤以為是妙齡女子。儘管如此，她卻有著難言之隱，就是肩膀上舉時常感到疼痛，讓她大驚失色：「我該不會得五十肩了吧！」

這不是五十肩，而是旋轉肌袖破裂

透過診間的檢測，發現秀秀姐在外展六十度到一百二十度的時候感到疼痛，所以這是「夾擠試驗陽性」的表現。於是，請她做一些主動舉起，並沒有問題，只是有些疼痛，被動舉起也沒問題，因此屬於一種肩峰下夾擠症候群。此外，在她上舉過程中，施加抵抗力量的時候，發覺兩邊力量不一樣，右邊明顯比較弱，可能有其他問題。

因此，我判定可能不只是單純的肩峰下夾擠症候群，從而幫她轉介到醫院進一步檢查，後來做了核磁共振（MRI），確認是旋轉肌袖的棘上肌肌腱已經有部分破裂的情形，於是我就提供一些藥物及復健治療。治療了三個月，情況沒有更加惡化，但是也沒有明顯改善，可見破洞並沒有順利癒合。

施打PRP，促進肌腱癒合

經過三個月的保守治療之後，石頭醫師提起：「可以評估嘗試PRP注射法，施打在受損的棘上肌的肌袖上，幫助肌腱修復。」她也同意了。

果然，注射兩次的PRP後，秀秀姐大概恢復了九成。回顧治療過程，可能是她年紀較大，自癒效果始終不盡理想，經由PRP的生長因子，讓受傷的地方得以癒合。

先前秀秀姐曾提到，經常聽見骨頭發出「框啷框啷」的聲音，若是我們在上舉肩膀時，已經感到痠痛，同時伴有奇異的聲響，就不該再做那個動作了，因為有可能是骨頭與肌腱發生了摩擦，為了避免因摩擦而加劇肌腱的破損，可以從日常動作中自行察覺——停看聽，同時進一步尋求醫師的檢查，確認是哪裡出了毛病，如此才能不讓傷害繼續擴大，更能有效反轉走鐘人生，找回健康的身體！

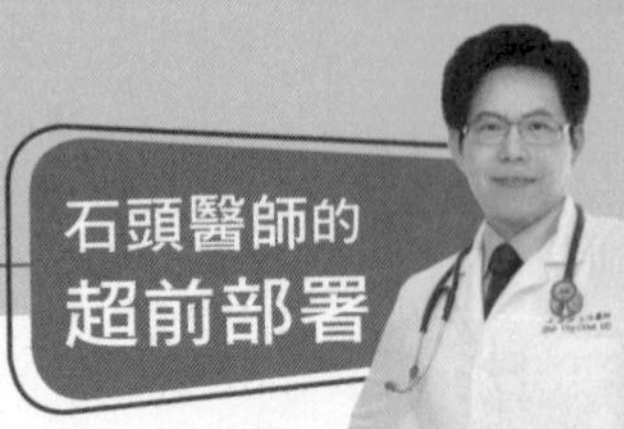

旋轉肌袖破裂

◆難道說只要旋轉肌袖破裂了，從此就是「不舉」人生嗎？只要跟隨石頭醫師的建議，不讓小洞變大洞，大洞直接做修補。旋轉肌袖依然可以恢復功能，讓肩膀可以再次上舉喔。無望再舉？吾 Want 再舉！

◆小洞的修復，可以利用注射ＰＲＰ自體血小板的生長因子，讓組織進行再生作用，讓破損處癒合。大洞的修復，可以利用肩關節鏡以帶線鉚釘鑽骨，直接縫合旋轉肌袖的破損處。

Part 6

打掉重來，破壞新生法！——搶救鈣化性肌腱炎

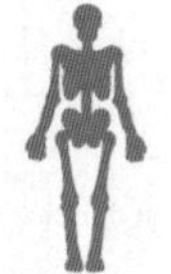

「啊！不行，不行！」當石頭醫師要移動肩膀時，患者馬上叫喊起來，甚至一碰就要哭了，可以得知疼痛程度。

急性鈣化性肌腱炎的典型症狀就是劇烈疼痛，痛到讓病人誤以為是骨頭斷掉了。如果以十分當作最大疼痛指數，大概接近九、十分。

透過微觀下的反應，當肌腱不斷受傷、修復、再受傷、再修復，之後這段醞釀期被一把火點燃，導致「急性」問題的發生，才整個爆發，甚至可以說是猛爆性肌腱炎！

01

當心！反覆磨損與發炎，病變爬上肩

「石醫師，我的肩膀怎麼都不會好？到底是老了呢？還是……？」一名上了年紀的太太，一進診間就忍不住哀嚎起來，還說自己已經為此失眠了好幾天。

「黃太太，您是不是感覺痛到像刀在割一樣？」我還沒問完，就看她直點頭，根據臨床症狀的判斷，這應該就是所謂的急性鈣化性肌腱炎。

鈣化性肌腱炎分為兩種，一種是退行性的鈣化肌腱炎，另一種則是發炎性的鈣化性肌腱炎。

退行性的鈣化肌腱炎，其實就是骨刺的前身，因肌腱緊拉在骨頭表面上，而骨頭為了抵抗這樣的壓力，造成鈣鹽沉積增生所造成；發炎性鈣化性肌腱炎，則是一種正在反應中的鈣化，或者稱作發炎性的鈣化。

從字面上來說，鈣化性肌腱炎的本體在於「肌腱」，因肌腱本身發生某些變化，從而產生鈣化的情況，就可以稱作鈣化性肌腱炎，而全身較常使用的肌腱都有機會發生。

鈣化有兩種，一種是退化，一種是發炎

「石醫師，我的肩膀怎麼都不會好？到底是老了呢？還是……？」

一名上了年紀的太太，一進診間就忍不住哀嚎起來，還說自己已經為此失眠了好幾天。

「黃太太，您是不是感覺痛到像刀在割一樣？」我還沒問完，就看她直點頭，根據臨床症狀的判斷，這應該就是所謂的急性鈣化性肌腱炎。

PART 4已經說明了「肩峰下夾擠症候群」，夾擠內的骨刺是經由鈣鹽沉積慢慢增生出來，就是一種退化性的鈣化，背後的原因正是磨損老化。（圖18）

「那麼，為什麼會磨損老化呢？是年紀關係嗎？」

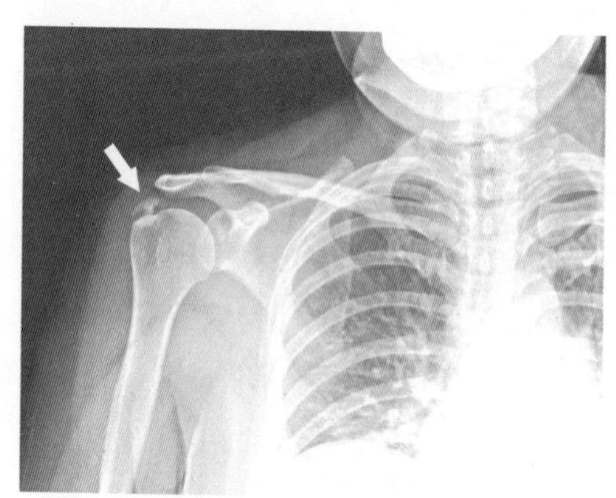

圖18　鈣化性肌腱炎X光顯影

一般而言，時間是一個關鍵因素，當壓力持續集中在某一處，自然就會造成老化現象，就像彈吉他彈久了，壓力長期集中在手指頭上，手指頭的皮膚就必須做出反應，進而對抗這樣的壓力，於是長出了「繭」。同理可知，當兩塊骨頭相互靠近，一直處在摩擦壓力之下，會讓骨頭表面受傷，因為反覆受傷，骨頭表面會為抵抗這樣的壓力而增生一些物質，沉積下來，慢慢就形成了骨刺。

另一種發炎性鈣化性肌腱炎，以正統醫學來說，其實就是「發炎中的鈣化」。目前此疾病還無法確定成因，因為其中包含許多機轉，但可能與長期肌肉、肌腱的使用不當有相當大的關係，比方說細小受傷、發炎、反覆發炎，造成修復過程中鈣離子的沉積，或是體質、免疫系統的問題，慢慢地造成肌腱的慢性病變。

但是為什麼會沉積在肌腱和肩膀呢？醫學界尚未有定論，目前認為可能是慢性病變造成缺氧情況，由於沒有足夠的氧氣，於是就沒辦法代謝掉這些物質，因此沉積了下來，而當一個誘發點出現時，就會引爆整個急性發炎反應。

因此，對於想要確認是否有鈣化性肌腱炎的大眾，可以透過 X 光發現到一些白影，或者使用超音波呈現的影像，再由醫師進一步判讀出來。

不過，超音波因為無法看到整個肩膀，因此相對侷限，藉由 X 光來做全面性的檢查，對醫師而言，診斷比較容易。因為X光只是平面的影像，能知道鈣化的面積卻不能計算體積，因此如果有需要鑑別其他疾病，還可以安排核磁共振攝影，透過三百六十度的檢查，除了得到明確的體積之外，也有機會檢查出其他合併問題，譬如說旋轉肌袖是否產生破裂？鈣化的程度如何？或者是衍生其它病灶等等。

疼痛風暴，急性鈣化性肌腱炎痛到要人命！

「阿姨，妳的骨頭斷掉了，需要照會骨科醫師喔！」

「唉唷，好幾個晚上痛到睡不著，肩膀好像不是自己的，像廢了一樣啊！」病人滿臉痛苦哀號著。

這一類病人都是肩膀突然出現劇烈疼痛，多半沒有明顯的受傷史，就是莫名其妙痛到手舉不起來，同時嚴重影響到睡眠品質，半夜痛到睡不著覺，甚至只能在凌晨的時候趕緊掛急診，希望醫師可以幫忙止痛救命。

結果急診醫師照了X光，發現肱骨頭外面竟然有一團白白的東西，X光只會顯影兩種顏色，一黑一白，白色的是骨頭，黑色的就是其他軟組織了，所以看到白色、密度很像骨頭的東西，稍微資淺一點的醫師就會誤判：「阿姨，妳的骨頭可能斷掉了，幫妳照會骨科醫師喔！」

以前在醫院值班，有時遇到急診住院醫師打電話過來說：「學長你好，我們這裡有一位骨折的病人，現在需要您的專科會診。」我就會說：「好，那麼請把她的病歷號給我。」直接在電腦上面檢視X光，一看，就清楚知道那並非骨折。因為病人骨頭表面完整無缺，沒有問題，只是突然多出一個團塊在那邊，基本上跟骨頭是分開的狀態。因為如此，才會讓資淺醫師誤以為是撕裂性骨折！其實，那個團塊就是肌腱發炎性鈣化以後，所沉積形成的東西。

石頭醫師最近遇到一位腳底也有鈣化性肌腱炎的病人，是在大腳趾旁邊的種子骨附近，產生急性鈣化性肌腱炎的現象，因為痛得無法走路才來求醫。急性肌腱炎會造成異常疼痛，一般人認為腳趾對身體的影響不大，然而因為腳踩地，體重會整個壓在腳底，於是這個病人強忍了三天，最後受不了只好跑來找我。

急性肌腱炎會讓人痛到無法舉起手，也無法活動，因此經常跟冰凍肩搞混在一起。

至於怎麼判斷是急性鈣化性肌腱炎？還是冰凍肩呢？「關鍵」還是在於時間。五十肩，有所謂的發炎期、漸凍期和冰凍期，所以要達到冰凍期無法舉手，大概需要至少三個月。相較之下，急性鈣化性肌腱炎比較像是一場風暴，肩膀「能舉」舉到「不能舉」，大概只有兩、三天而已。因此，時間就是一個很好的判斷依據。

肌腱發炎，原來因為「使用不當」！

鈣化並不是纖維化，而是一種發炎，後來更知道是一些「磷酸鈣」的沉積。

透過微觀下的反應，當肌腱不斷受傷、修復、再受傷、再修復中間一定有一段醞釀的時間，然後被一把火點燃，就整個爆發開了，才會導致「急性」問題的發生，石頭醫師都會跟病友說這是「猛爆性肌腱炎」！

當肌腱出現猛爆性發炎時，直接從病兆上去滅火，才是最快的做法。

急性鈣化性肌腱炎通常都有一個誘發點，而這個誘發點，多半不是「受傷」，而是「使用不當」所導致！

哪些因素會誘發「使用不當」呢？石頭醫師在門診中最常見的就是——出國拉拖行李。

「石醫師，我三天前才剛返抵國門，隔天晚上，我的手竟然就痛到睡不著。」

經常出國洽公的業務員，或是常常出國的旅遊達人們，如果因趕搭飛機而使用不正確的姿勢來拉拖行李，都有可能導致急性鈣化性肌腱炎的發生。此外，機場走道人潮擁擠、提領行李空間狹小，甚至購買過多免稅商品，都容易造成姿勢不當使用，而引起病症。

另一種「使用不當」就屬打掃清潔，當你很費力地重複擦拭玻璃、擦拭地板，就可能觸動它的誘發點。再者，老師上課勤寫黑板造成肩膀長時間的上舉，也可能造成這種情況。

所以，臨床上最常碰到的，就是這三種病人：

第一種是經常出國的人。這類病人有時還會先找跌打師傅治療，卻換來更痛的後果，最後才來門診找上我，於是X光一照下去，一團白白的東西就映在眼簾。

第二種就是認真的老師。病人可能會說：「這幾天上了很多堂課，黑板一直寫一直寫，結果就成了這個樣子了！

第三者則是家庭主婦或清潔人員。一位阿姨對我說：「這兩天家裡剛好有客人到訪，所以打掃得特別乾淨，沒想到就拉到肩膀了。」

事實上，這些病友的肩膀肌腱本來就有大大小小的隱藏問題了，可能是一些細微的傷害，然後修復，再發生細微傷害、再修復的反覆過程中，造成病人的肌腱產生病變，此時一把無名火點燃，自然就會猛爆開來。

滅火止痛，針打病兆

急性鈣化性肌腱炎的典型症狀，就是劇烈疼痛，痛到會讓病人誤以為自己的骨頭斷掉。如果以十分來當做最大疼痛指數，病人的痛大概接近九分、十分，有時候還會不讓你碰到他的肩膀。

有些國術館師傅會說：「那麼痛，這一定是扭到了，喬一下才會好，先來拔罐！」就幫病人拔罐，然而這些做法都是火上加油，拔完之後，肩膀只會更腫、更痛而已。一旦發生急性鈣化性肌腱炎，千萬不能喬，也不能推拿按捏，對患部施加太多的壓力，也不可採用熱敷，而是要用冰敷。

如同房屋失火一般，此時就要趕快滅火，可以採用大量消炎藥物幫忙患處冷卻下來。因此，針對急性鈣化性肌腱炎的最佳治療方式，就是吃藥打針之後，再請患者回家好好休息。

其中的局部注射類固醇需要專科訓練，一般醫師只能透過間接的靜脈注射，或是肌肉注射達到消炎的效果。依據石頭醫師的臨床經驗，透過注射類固醇後，隔天大概就能好個七、八成左右，下一次回門診的時候，通常都是笑嘻嘻地走進門診來。

滅完火之後，持續的治療方式也很重要，因為先把急性期緩解了，接下來要處理鈣化點的困擾。一般而言，鈣化點可能會造成病人感覺肩膀卡卡、不舒服，也不能過度使用肩膀，接下來可能需要定期做一些熱敷，同時鍛鍊肩膀的肌肉，以便恢復它的彈性，才能找回流利順暢的活動。

反轉走鐘 肩膀回正案例

喜愛旅遊的小姐，返國卻因肩膀劇痛難眠

一位四十幾歲的黃小姐，最大的興趣就是到各地旅遊，飽覽世界美景。

「醫生，我上個禮拜才剛回國，沒想到當天晚上，肩膀就痛到讓人欲哭無淚。」黃小姐哭喪著臉說。

由於痛到右手肩膀沒辦法移動，也沒辦法上舉，晚上疼痛加劇，徹夜難眠，所以一大早就馬上跑去掛急診。

姿勢不正確，導致病兆爆發

可是急診醫師卻告訴她：「妳這有可能是撕裂性骨折，先不要亂動，我開立一些藥物給妳服用，隔天再去找骨科醫師，看看需要什麼樣的治療！」

然而疼痛仍然沒有消失，甚至還變本加厲。隔天，她便馬上跑到我的門診，幫她照了X光之後，一看就知道這並非撕裂性骨折，而是急性鈣化性肌腱炎。

「不行，不行！」當我要去動肩膀的時候，她馬上喊叫起來，甚至一碰就要哭了，可以得知她的疼痛程度。

於是，我先評估發病時間，其次從病史判斷，因為黃小姐經常出國，需要拉拖行李到處跑，她還進一步告訴我：「這一次因為行程很趕，就拉著行李到處跑。」再者，從X光的診斷觀察，幾乎百分之九十九可以確定是急性鈣化性肌腱炎。

如果是冰凍肩，時間上就不可能，因為上週才出國回來，不可能那麼快就沾黏，加上她旅途中一直在拉推行李，所以肩膀應該已經有輕微的發炎了，只是自己並不以為意，覺得還好。

一把燎原之火，導致急性鈣化性肌腱炎

如同肝是一個沉默的器官，等到它發出「something wrong」時，已經過了很長的時間了，但是這麼長的歲月，難道肝都沒問題嗎？其實也不是沒問題，只是自己都覺得還好，就像是平常有點口渴、有些疲勞跟不舒服，或是吃飯時肚子脹脹的，我們都覺得可

以忍受，事實上肝臟已經慢慢出現狀況了。

鈣化性肌腱炎也是一樣，因為黃小姐這幾年來都在出國、拖拉行李，她的肌腱已經產生反覆性的發炎狀態，後來一把火點燃了，才導致肩膀的劇痛。她可能因為一次拖拉行李施力不慎，或是趕著上車，把行李拉起來的這個動作，如同一把燎原之火，瞬間點燃就天雷勾動地火，一發不可收拾。

解釋完病情之後，我就幫她安排了局部類固醇和麻醉藥的注射，再給予一些口服的消炎止痛藥，同時囑咐盡量讓患處休息少動。果不其然，三天後回來門診時，她已經恢復百分之九十了。

然後，就聽到她說起，下星期又要再次起飛，往下個歐洲之行前進了！

02

急性鈣化性肌腱炎，千萬不能喬！

急性鈣化性肌腱炎絕對不能「喬」，如果患者真的想要進行按摩推拿，得過完急性後，或者是慢性期才可以施行。

重點在於，如果大火正在燒（急性發炎），此時做了太多無謂的事情（如按、壓、揉、捏等），無疑是火上加油，此時最好以「不動為最高治療原則」。

臨床上，鈣化性肌腱炎可以分成三個時期：

第一是急性（acute）：幾天到一個禮拜內發生的情形，稱作急性鈣化性肌腱炎。

第二是亞急性（subacute）：病程在一個禮拜到兩、三個月之間，肩膀會感到疼痛的病人，經由照射X光之後發現有鈣化點，評估症狀又沒有疼痛到完全不可碰觸的情況，就稱為亞急性。

第三是慢性（chronic）：通常是三個月以上，疼痛沒有那麼厲害，但有時會覺得肩膀卡卡、不舒服，造成生活的困擾。

關鍵時期，以「不動」應萬變

針對急性期，需要立即止痛、消炎，這時候大多會在局部注射類固醇和麻醉藥，通常只需要一針，其中麻醉藥主要用來輔助類固醇，在進行消炎的過程中，幫忙減輕疼痛的感覺，提升整體治療效果。

接下來就是服用一些藥物，等到患者的症狀緩解之後，就可以回門診復健，進行一些物理治療，譬如說電療，讓局部肌肉穩定下來，並且恢復肌肉的彈性。

此外，急性鈣化性肌腱炎絕對不能「喬」，如果患者真的想要進行推拿療程，得在亞急性後期，或者是慢性期才可以施行。重點在於，如果大火正在燒，此時做了太多事情（任何的按、壓、揉、捏等），無疑是火上澆油，此時最好以「不動」為最高治療原則。但是這個「不動」的時間其實很短暫，因為骨科醫師必需要讓這個「不動」的時間盡量縮短，然後趕快讓病人恢復平時可以活動的狀態。假如患者在需要少動的時候，卻一直活動肩膀，那麼治療期間可能會拉長，接下來都有可能持續感到疼痛之下，必須延長「不能動」的時間。而肩膀長時間沒有活動的情況之下，會造成關節囊的纖維化、變厚跟攣縮，而往冰凍肩這條路上發展下去了。

所以，有時候會在冰凍肩的病人身上看到鈣化點，一問之下，就會發現病人的肩膀已有長達多年的不舒服，但是一直沒有適當的治療。由此可見，一開始可能只是急性鈣化性肌腱炎，卻慢慢演變成冰凍肩，這段時間可能長達幾個月，病人本身一直以為會自己痊癒，或者說因為某種信仰，對於傳統醫學的信任，或對於現代醫學的懷疑與懼怕，於是演變成這種狀況。

打掉重來，破壞新生——骨骼震波治療

相比之下，亞急性就不那麼感到疼痛，透過X光照射可以看到鈣化點，活動起來也沒有那麼疼痛的情況；急性則是不能讓別人碰觸，因此很容易判斷出來。關於亞急性期的鈣化性肌腱炎治療重點在於：消除鈣化點！

過去傳統醫師通常會建議病人接受復健治療，再評估鈣化點會不會變小、消失，如今已有最新的治療方式——骨骼震波治療。

骨骼震波治療，又叫骨震波（Shock Wave），一種「打掉重來，破壞新生」的治療法，採用氣體震動、撞擊的原理，比起一般復健機器的能量高出十幾倍。以上，通常在亞急性（介於急性與慢性之間）時期所採用的治療方式。

震波一開始是用來治療泌尿道結石、腎臟結石等病症，當時有位聰明的骨科醫師想說：「鈣化點在某種程度上，不是很像結石嗎？」結石可能有許多成分，其中某些成分就是磷酸鈣或草酸鈣

的結晶，與大部分骨骼肌肉的鈣化是磷酸鈣的結晶非常相似，因此想到是不是可以採用這樣的方式，來治療鈣化。

骨震波的原理就是利用一台空氣壓縮機，把氣體壓縮之後，經由噴槍緊貼著塗滿潤滑液的皮膚上，把壓縮機中的氣體推送進來，藉由空氣波來撞擊患處，屬於一種非侵入性治療。氣體震波撞擊一下稱為「一發」，每秒鐘頻率大約十下，每次治療需要兩千發的劑量。每個禮拜施打患處一次，共施打五到十次，完成一個療程。療程完成之後，再接受X光檢查，看看鈣化點有沒有縮小甚至消失。

「這個地方很痛。」醫師一開始為了找鈣化點，發數頻率可能會比較慢，通常病人就會告知醫師哪兒感到疼痛，順著這個疼痛搜尋，鈣化點雖不中亦不遠。

當病人感覺到疼痛受不了的時候，醫師就會把震波槍移到旁邊去，盡可能打在鈣化點的周圍，利用空氣震波的能量撞擊，讓結晶慢慢產生裂解，結晶一旦裂解成小碎片之後，組織內的白血球就會形成巨噬細胞，把它分解掉。

話說回來，一個地方同時撞擊兩千下，有時震波打完後的力道太強，病人可能仍然感到疼痛，甚至造成組織些微的出血。儘管肉眼看不到，此時就需要進行冰敷。

震波機轉，促發血管新生

「震波的真正作用機轉是什麼？」

其實眾說紛紜，其中可能的機轉有兩種說法，一是直接撞擊鈣化裂解；二是造成局部充血，導致血管新生，基本上只要血管新生下去，白血球的巨嗜細胞就更容易把它清潔、吸收掉了。因此，透過骨震波治療不可能只打一次就好，需要一個療程，甚至可能要打到十次，因為最終需要藉由血管新生，才能把大量白血球推送進去，才會達到一個治本的效果。

有一些幸運的病人，在急性期施打了類固醇之後，肩膀就已經完全恢復正常，不再感到疼痛，經由 X 光照射檢查，鈣化點也已經完全消失不見了，這類病人當然就不需要再做震波治療，只要後續保養得宜，讓肩膀恢復彈性，避免鈣化性肌腱炎再度發生。唯有已經渡過急性期，肩膀還是有點不舒服，鈣化點還是依然存在時，此時才會建議病人進行骨震波治療。

如前所述，鈣化性肌腱炎的產生需要一段時間醞釀，之後只要點燃就爆發出來。那麼鈣化裡面到底是什麼東西？它屬於一種磷酸鈣的結晶，如果透過關節鏡下將其戳破，發現裡面流出來的物質很像牙膏，儘管如同牙膏能擠得動，但急性期的鈣化物卻十分地黏稠，久了就會沉積、硬化。

除了上面提到骨震波治療之外，關節鏡開刀戳破也是一種做法，但比較不常使用。

石頭醫師
健康喬姿勢

關節鏡手術，迷走空間，破解鈣化危機！

一般進行關節鏡手術，通常都由具經驗的骨科醫生操作，因為鈣化點確實不好掌握，如果方向感比較不好的人，可能會發生空間迷失。

臨床上，曾經看過醫師在手術中迷失近一個多小時，還是找不到那個鈣化點。

手術的過程，有時候還要活動病人的肩膀跟關節鏡探頭。在手術視野的限制下，透過有經驗的骨科醫師，才能真正找到鈣化點，順利取出鈣化物。

慢性鈣化肌腱炎，並非冰凍肩

「慢性鈣化肌腱炎，跟冰凍肩的症狀很像？」

當鈣化程度到了十分嚴重的時候，可能會發現肩膀活動的角度也會跟著受限，因為當中的肌腱真的很僵硬，甚至黏住了。不過，這種角度的受限，跟冰凍肩的角度受限不太一樣，冰凍肩的角度受限比較全面，而慢性鈣化肌腱炎的角度受限，只是某一些角度過不去。正是因為鈣化點的關係，導致行動上受到一定的限制，同時產生疼痛感受。

慢性期的鈣化性肌腱炎，通常採用震波治療的效果並不理想，因為鈣化已經相當堅硬，如同一團岩石，一般軟組織的骨震波只有四到五個大氣壓的撞擊力，面對這種結塊的鈣化，骨震波也只能兩手一攤，沒辦法擊碎了。

針對慢性期的鈣化性肌腱炎的病人，建議接受復健治療，有時效果並不理想，生活中的某些角度總是受限，假使成效一直不彰的情形下，就可以考慮進行關節鏡手術將鈣化點取出。不過，大概只有百分之十左右的病人，需要接受手術治療。

因此，平時可以留意姿勢的正確性，避免過度使用與勞累肌腱，才能讓身體「不走鐘」，搭配日常肩膀肌力的鍛鍊操，痠痛惡疾自然不上身。

	急性鈣化性肌腱炎	亞急性鈣化性肌腱炎	慢性鈣化性肌腱炎
病程	一個星期內	一個星期到三個月內	三個月以上
治療	疼痛點局部注射類固醇	使用骨震波將鈣化點震碎	一般復健治療 約百分之十的病人建議手術治療

反轉走鐘 肩膀回正案例

過度打掃，導致急性鈣化性肌腱炎的家庭主婦

七十五歲的王奶奶是名家庭主婦，平常習慣看中醫跟跌打損傷師傅，一次痠痛照慣例前去國術館。師傅問她：「妳怎麼了？」她就回答：「肩膀痛啊，痛到舉不起來！」師傅一聽就說：「啊，妳這是五十肩啦！這要趕快動，我來幫妳拔罐，鬆動它就會好了。」

姿勢不對，導致急性鈣化疼痛

不動還好，這一拔不得了，本來王奶奶的肩膀還可以稍微舉起來，回去之後根本痛到抬不起來了！因為疼痛加劇，只好心不甘情不願地跑到石頭醫師的門診來。聽完她的病情敘述，加上照了X光，幾乎可以確定是急性鈣化性肌腱炎，也因為是這幾天內疼痛發作，之前肩膀都沒有嚴重的問題，肩關節活動也算順暢，只是有一次動作太大，當下感覺不太舒服之後，隔天早上感到異常疼痛，肩膀就舉不起來了。

急則治其標，緩則治其本

進一步追問才發現，原來她的兒子難得從美國回來，為了給兒子一個更好的環境，她就拼命地打掃家裡，把孫子、兒子的房間通通整理一番。因此，這段時間可能有點過度使用肩膀，導致手痛到舉不起來，原以為去推拿就會好，結果推拿師傅誤判成冰凍肩，但冰凍肩不可能會這麼快發展起來啊！

後來透過照射X光，看到鈣化點，確診為急性鈣化性肌腱炎，也是一樣「急則治其標，緩則治其本」，這時就要先局部注射類固醇跟麻醉藥，給予口服的消炎止痛藥，之後再請她回來追蹤。王奶奶症狀解除之後，三個月後回來門診再次追蹤，可能因為年紀也大了，鈣化點即便是注射類固醇之後，還是沒有消失，因此石頭醫師建議採用骨震波治療。進行六次的療程，不過這個頑強的鈣化點依舊沒有完全裂解消失掉，只是變小了，目前還在持續追蹤中。之後，可以多做一些肩膀的訓練，避免再次發作。

果然，下回門診，就看到王奶奶笑嘻嘻地走進來，然後說了一聲：「謝謝！」身體恢復健康，享受兒女歸國在旁陪伴的她，感到十分幸福快樂，我們也很替她開心。

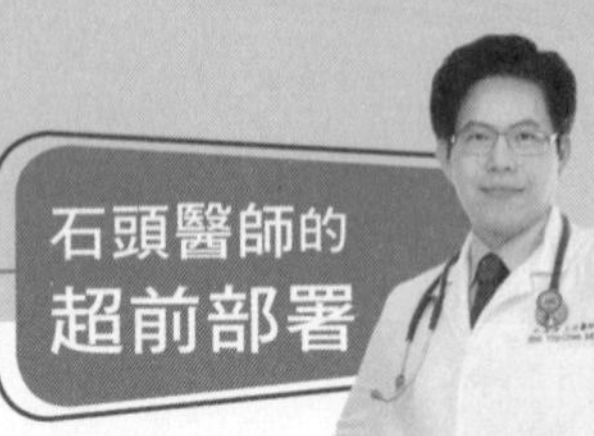

鈣化性肌腱炎

◆急性鈣化性肌腱炎，痛起來要人命，所以過多的扭拉按壓，都是火上加油，讓病人痛上加痛。治療的最高準則，就是趕快降火，吃藥、打針、冰敷、少動多休息，樣樣不能少，才能讓肩膀趕快遠離疼痛風暴。

◆現今骨科很熱門的「骨震波」，可以用來治療鈣化性肌腱炎，但是治療時機很重要，千萬不能在急性期的時候，接受骨震波治療，以免讓發炎更加凶猛；在急性期過後，才建議接受骨震波的治療；只有不到百分之十的病人會演變為慢性期，而接受肩關節鏡手術治療。

Part 7

牽一「肩」動全身，小心上樑不正下樑歪——遠避退化性肩關節炎

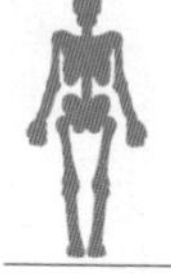

你沒有看錯，退化性關節炎最常發生的位置，第一名是膝關節，第二名是髖關節，第三名可能就是肩關節了！

肩膀的左右兩塊骨頭，在關節軌道上運行，如果這條軌道運行平順的時候，可以讓肩關節擁有靈活的動作，然而當軌道因為某一些原因造成脫軌不順，就有可能造成軟骨的磨損。

01 肩痛難耐？完全破解退化性肩關節炎

前面章節已經提到，肩關節周圍的軟組織發炎，就是「肩周炎」；而在肩關節裡面發炎的話，可能就是「退化性肩關節炎」！

肩關節的軌道，是由左右兩塊幾乎平行的骨頭（肱骨頭及肩胛骨盂）所構成，這也代表了容易脫軌的可能，而造成肩關節的不穩定……。

「蝦咪！肩膀也有退化性關節炎？」

普遍來說，退化性關節炎最常發生的位置，第一名是膝關節，第二名是髖關節，第三名可能就是肩關節了。

前面提到初期的五十肩，醫學上稱為「肩周炎」，講的就是肩關節周圍的軟組織發炎，但是如果是肩關節裡面發生問題呢？原來就是所謂的——「退化性肩關節炎」。

肩痛元凶，原來是軟骨磨損

肩關節裡面的問題，常見的就是軟骨磨損。

「軟骨磨損是什麼？」就是軟骨表面破皮了，甚至出現破洞。很多民眾可能都還是一頭霧水，這裡試著舉例讓大家更了解。

如同膝蓋的退化性關節炎，也是由於軟骨磨損所造成。當我們雙腳站立時，膝關節上下的股骨及脛骨中間的軟骨，會直接互相擠壓而造成傷害，為了減緩這樣的壓迫，上帝設計出一款墊片，叫做「半月板」的避震器，放置在兩塊容易磨損的軟骨中間，提供壓迫時的緩衝，以避免對軟骨造成傷害。

你說，上帝是不是很聰明呢？然而，即使有這樣聰明的設計，在日積月累的過度「壓迫」之下，軟骨當然還是會受到磨損而破皮、破洞的喔！

回過頭來看肩關節，相對於膝關節的負重是垂直力道（因為是上下），而肩關節屬於平行力道（因為是左右），也就沒有所謂「壓迫」問題。

因此，如果有人對你說：「肩膀的退化性關節炎，是因為關節受到壓迫喔！」那絕對是毫無根據且不正確的說法，正因為誤把造成膝蓋退化的原因，硬是套用在肩膀退化上，當然就是張冠李戴、牛頭不對馬嘴。診斷失誤，自然也會影響到後續的治療與效果。

關節不穩定，造成肩關節退化

「石醫師，我的肩膀痠痛無力，也不能往上高舉，應該不是五十肩吧？」

是的，並非所有肩關節疼痛都是五十肩，這是退化問題！

可以思考一下，為什麼會造成退化問題？其中要有東西受到磨損，才有衍生的退化，如同不小心刮到了物品表面而受傷一樣，這個東西就是「軟骨」。

這裡再舉一個日常生活的例子，當我們在關家裡鐵窗的時候，剛裝設好的鐵窗非常順手，開闔很容易，一段時間之後，慢慢發現鐵窗間的軌道開始不是那麼吻合了，推拉之間有點卡卡的，接下來可能就發出吱吱的聲響，一旦發出聲音，就代表互相刮磨到了。

關於肩關節的問題，當肩關節左右的兩塊骨頭，在關節軌道上運行順暢的時候，當然就沒有關節磨損的問題。然而當軌道因為某些原因造成脫軌，或是運行過程已經不再這麼流暢的時候，就會造成軟骨的磨損。

「可是石醫師，肩關節為何會脫軌，進而造成軟骨磨損呢？」

這就問到重點了！肩盂關節運行的軌道呈現橢圓形，當關節偏離在「正常的軌道」之外（或稱為脫軌），將會導致關節軟骨磨損。

很多人還是會想問：「什麼原因會造成這樣的偏離呢？」

原因就在於：肩關節曾經脫臼或半脫臼，卻沒有接受妥善的治療，因而導致肩關節不穩定，最終造成軟骨磨損而退化。

前面提過，上帝因為要避免膝關節軟骨因負重磨損，而設計出「半月板」來緩衝壓迫，那麼肩關節呢？上帝會不會擔心，肩關節因為左右平行而容易造成脫軌呢？

此時，聰明的上帝為了要彌補這樣的不穩定，於是又設計出了一款包膜叫「關節唇」，關節唇環繞於肩盂關節的周圍，類似關節周圍長出一個柵欄的弧狀物，用來增加關節盂的深度。就好比一張桌子（肩胛骨的關節盂軟骨），上面放著一本書（肱骨頭的軟骨），在毫無任何阻擋的話，書本就容易滑出桌子。此時，如果在桌子的外圍放上壓克力板（關節唇），就能阻擋書本滑落了。

「關節唇」大概只有〇．五公分高，雖然高度有限，可是正因為多了這〇．五公分，就會形成一個限制軟骨滑出去的力道，讓我們可以進行一些大角度的活動，肩膀卻不會脫臼，就是因為有關節唇的緣故！

研究發現，因為有了環繞在肩關節四周的關節唇，可以提升肩關節百分之五十的穩定度。假使沒有這片關節唇，肩關節的穩定度就會減少百分之五十，增加很高的脫臼機率和風險。

感謝上帝的聰明設計，才能讓我們在享受肩關節大角度的活動之下，不用擔心肩關節會脫臼！

「可是，我們就能從此高枕無憂了嗎？」

當然不能！雖然關節唇能增加百分之五十的穩定度，但如果肩膀受到高強度的傷害，或是反覆性的傷害之下，關節唇也會受傷、破裂，甚至脫離關節表面，造成肩關節失去穩定性的保護支撐。

所以要避免肩膀退化，首要就是保護關節唇，遠離傷害，達成超前部署的目的。

石頭醫師
健康喬姿勢

什麼是關節唇？

關節唇是一種環狀的纖維軟骨，分布在關節的四周，用以增加關節的深度，而達到穩定關節的作用。此外，關節唇撕裂以往被視為棒球投手的致命傷，更被視為一種絕症，因為一旦出現這種傷勢，選手往往無法再重回球場投球。

由於醫療技術的進步，目前已經可以採用肩關節鏡微創手術來修補關節唇的破裂，再藉由復健慢慢回到受傷前的狀態。

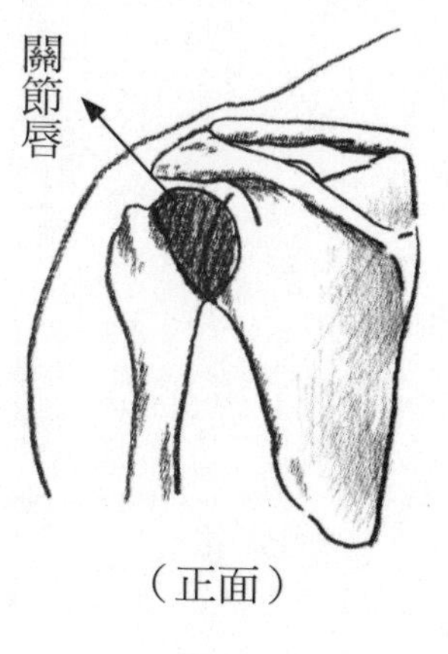

（正面）

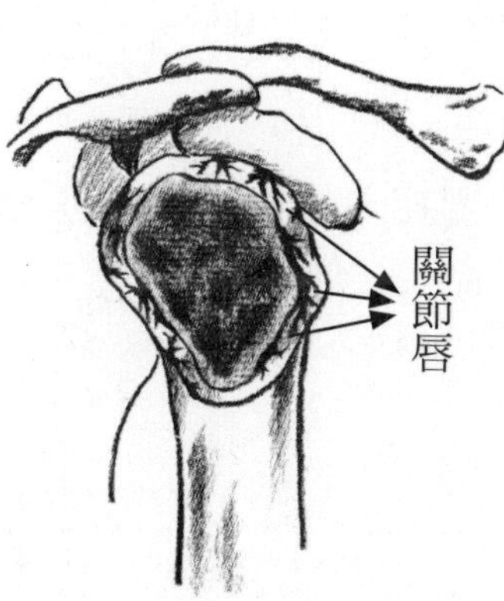

（剖面圖）

關節唇示意圖

關節唇，讓手不輕易脫臼

「石醫師救命！我的手怎麼掉下來了？」

臨床上，有時候會遇到抱著手趕忙前來看診的病患，一臉焦急的模樣。

因為肩膀幾乎是兩個平行的骨頭所構成，沒有一般關節的鑲嵌結構、互相阻擋的機制，因此可以有較大角度的活動範圍，但是相對而言，穩定度表現就比較差，容易發生脫臼，或是半脫臼的情況。

其中，運動傷害、車禍，或是滑倒受傷，是造成肩關節脫臼或半脫臼的常見原因。若是動作過於極端、劇烈且強大的話，仍有可能衝破關節唇的守護，導致骨頭滑脫出關節之外。

更可怕的是，骨頭滑脫時，有可能把關節唇一併帶離關節，如果關節及時復位，並且關節唇修復良好的話，就不會衍生後續的問題。但如果反覆性的受傷脫臼，有可能會導致關節唇永久脫離肩關節，這樣的話，便會少了百分之五十的支撐力，就會發展成「習慣性脫臼」。藝人吳奇隆就是一個著名的例子。

反轉走鐘 肩膀回正案例

脫臼未癒的大哥，及時修補受傷的關節唇

六十歲的張大哥，年輕時曾發生肩膀脫臼，儘管就醫將骨頭推回原處，可是在肩膀活動的時候，會發生骨頭往前跑，一會兒卻又自動縮回來的情形。

經過理學檢查後發現，肩關節有點鬆脫，儘管沒有整個脫離出去，但仍有部分的骨頭滑出關節。推測應該是關節唇有破裂或是部分脫離，導致支撐力下降，無法完全擋住肱骨頭的前移，所以才會造成活動時骨頭來回滑動。

透過X光及磁振造影的檢查，發現關節軟骨已經有一些磨損了，關節唇部分破裂及脫離關節。因此，進一步跟大哥討論之後，為了避免不穩定狀態擴大，石頭醫師轉介到醫院進行關節唇修補手術。現在，張大哥已經將關節唇修補完好，可以在正常的範圍內進行活動，並且不會再讓軟骨受到磨損，也成功阻止退化加劇了。

02

關節出軌？我的肩膀回不去了！

通常肩關節脫臼都會合併關節唇的損傷，正是因為脫臼的過程，把關節唇撞飛了出去。當肩關節脫離了正常軌道，此時患者就會產生強烈的疼痛感，肩膀也無法任意移動……。

「啊！我的肩膀……。」一名羽球好手在關鍵時刻，一躍而起，揮動球拍急殺之後，送上致命一擊，隨後也發出慘烈的叫聲。

經過診斷後，原來是大動作施力、高舉肩膀，且劇烈拍擊，關節唇抵擋不住這麼強烈的衝擊而滑離關節，導致脫臼的發生。

習慣性脫臼，關節唇跟著脫離

臨床上，通常脫臼都會合併關節唇的損傷，正是因為脫臼的過程把關節唇撞飛出去，當關節脫離了正常軌道，此時患者就會產生強烈的疼痛感，肩膀也無法任意移動。

一般而言，第一次發生肩關節脫臼，進行復位的時候，關節唇就會順勢黏貼回關節周圍（回復原狀），透過固定肩關節至少六個禮拜之後，關節唇就能夠順利修復。然而，如果在短時間內再次受傷，又把關節唇撞飛了出去，就有可能造成關節唇永遠脫離在關節外面，再也回不來，形成「習慣性脫臼」。

上述情況一旦發生，醫學上就稱作「習慣性脫臼」，舉個例子來說，近年以《步步驚心》飾演雍正皇帝一角受到矚目的藝人吳奇隆，就是肩膀習慣性脫臼而免除兵役的案例，同樣地，破裂的關節唇已經不具有「防撞機制」，只要患者動作稍微大一些，自然就會脫臼，因為這個地方已經沒有關節唇可以擋住骨頭了！

因此，不管是脫臼跟半脫臼，第一次的正確復位和充分固定是最重要的事，重點並不是只為了讓骨頭回到正確的位置，而是要讓關節唇能夠重新黏貼回去。因為發生脫臼的當下，關節唇撕裂開會造成流血狀態，此時只要復位黏貼回去，血液就會促進關節唇的癒合，如同膠水一樣幫助緊緊黏牢。透過至少六週的復原期，關節唇就能夠重新黏回骨頭上面。

關節鏡手術，運動者福音

假使一、兩個月內再次發生脫臼現象，那麼形成「習慣性脫臼」的機率就會變高，只要骨頭某個姿勢過度活動了，就可能發生脫軌現象。

除了肱骨會往上凸造成磨損之外，不穩定狀態會讓軟骨在活動時遭受撞擊，都是造成關節軟骨磨損的可能因素。為了避免這樣的情況，當關節唇已經發生破裂且脫離關節周圍時，就要進行關節鏡的修補，將關節唇縫回關節周圍去。

過去的運動選手只要有此問題，等於是含淚提前宣告運動生涯結束，但如今因為肩關節鏡的發明，已變成一種可被治癒的病症。

總結來說，因為肩關節的不穩定，造成退化性肩關節炎。

當然肩關節軟骨磨損的機率，比起膝蓋要低很多，所以年輕的肩關節退化的病人非常少見，大部分還是發在中老年人身上。

透過 X 光影像可以確診，X 光上可以看到病人的關節腔變窄了。因為軟骨在 X 光是看不到的，骨頭跟骨頭之間會有軟骨存在的空間，但如果發現骨頭間的距離變窄，或者是距離不對稱的時候，就知道某些軟骨已經受到磨損了，才會使得距離變得不均勻。

X光精準判讀，把握治療兩原則

退化性肩關節炎使得活動受到限制，同時併發疼痛問題，臨床診間裡面，因為患者自己不能動，我們幫患者也不好動，容易跟冰凍肩混淆。

還好，大部分冰凍肩的X光是正常的呈現，唯有退化性肩關節炎可以看出骨頭距離的變化，所以X光可以提供鑑別診斷。

針對冰凍肩的治療，可採取肩關節囊擴張跟徒手鬆動術，可是像這種退化性肩關節炎，不管是做關節囊擴張或是關節鬆動，治療結果都不是很理想，因為退化是軟骨的磨損，即便是透過鬆動關節，磨損的軟骨還是磨損，並無法獲得真正的改善。

因此，退化性肩關節炎的治療原則，需要分為兩個觀念，一是比較年紀輕或者是有活動需求的一組，另外一組則是年紀比較大或是沒有活動需求的人。

年紀較輕或有活動需求的人，需要盡快回復關節的功能。譬如說發現患者關節唇已經有破損或是脫離的情況，此時可以採用肩關節鏡修補關節唇，進而阻擋繼續退化的進程；或是發現患者退化已經到達嚴重的程度，可能需要考慮置換人工關節。其中又分為「半關節」的置換手術，只換掉肱骨頭；若是連關節盂都磨損到了，就要進行「全關節」的置換手術，同時換掉肱骨跟關節盂，屬於較為複雜的手術。

假使病患除了肩膀退化之外，還合併旋轉肌袖巨大破裂，而失去上舉功能，那麼就算是全關節置換也沒有太大的用處，因為手術完成後，上臂依然舉不起來！

面對這樣的病人就會建議採用「倒轉式」的全人工關節置換手術，將本來裝在肱骨頭的地方，調整倒裝到關節盂那一邊，如此一來，軸心點就會降低，此時便可由三角肌來取代棘上肌上舉手臂的功能。

這是由非常聰明的骨科醫師所想出來的方法，說實話，石頭醫師剛開始接觸這樣的手術時，完全被震懾住！原來還有關節倒置的手術可供治癒。

那麼如果是年紀大或是沒有活動需求的病人，大原則就是讓病人盡量感到不痛，保有生活品質就好，屬於保守治療的族群。基本上，可能就是注射關節內消炎針，或是施打玻尿酸、PRP，進而潤滑及修復關節。

假使病人還是感到疼痛，相對於「修補式關節鏡」，這時還可以進行「沖洗式關節鏡」的方式，透過清洗，減少發炎疼痛程度，儘管是治標不治本，無法根除式的治療，卻能降低病人的疼痛，維持一段時間不再感到疼痛，保有生活層面的常態。

患者背景	治療原則	建議治療方式
年輕人或運動需求大	儘快回復關節功能	採用關節鏡修補關節唇或是置換人工關節
年紀大或沒有活動需求	減少病人疼痛維持生活品質	採用保守治療原則，如注射、服藥或復健

反轉走鐘 肩膀回正案例

老奶奶長期忍受肩痛，採關節腔注射降發炎

「唉唷，止不住的痛痛痛啊！」

一位八十幾歲的外省奶奶經常喊疼，讓鄰居聽了相當不捨。

由於老奶奶處於獨居狀態，老伴也過世許多年了，平時就是一個人在家裡，自己照顧自己。然而，長年肩膀不舒服的症狀，老是困擾著她，卻又不知道該如何是好，只好一直拖到現在。

舒緩疼痛，捨棄根除式治療

老奶奶自己一個人住，也沒什麼親人，只跟鄰居有些許互動，基本上足不出戶。鄰居見狀後，相當不忍心，於是把她帶到我的診間來。

一照X光片，就發現老奶奶兩邊肩膀變形得相當厲害，肱骨頭上頂且關節腔變狹窄，是典型的退化性關節炎。考量到年紀的關係，加上奶奶的身形十分瘦小，討論後發現目前沒有人可以照顧她，此時所能採取的就是保守治療了，捨棄根除性的人工關節置換手術。於是採用關節腔注射藥物，降低關節內的發炎狀態。假使能夠協助奶奶舒緩疼痛，也不失為一種治療的方式。

抽出發炎積液，持續追蹤治療

當我進行關節腔注射時，在注射之前，先行抽出一些黃色的關節積液，這正是關節發炎的訊號，隨後石頭醫師再注入玻尿酸及消炎針，幫助奶奶緩解症狀。

如此一來，老奶奶的疼痛果然就消除下來，幾本上可以達到八成止痛的效果，也許一個月後，奶奶就會再次感到疼痛，而繼續接受治療。

後來發現奶奶的情況越來越好，從一個月發作，延長到三個月，儘管關節變形的結構並沒有轉變，卻能夠改善並提升奶奶生活品質，我們都感到相當地喜悅。

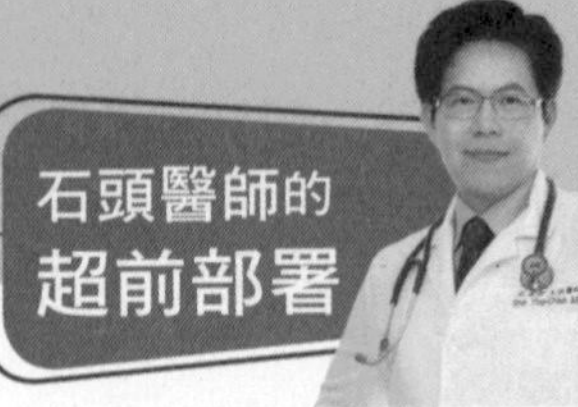

退化性肩關節炎

◆肩關節退化的成因，與膝關節退化不同。

．膝關節退化，常由於關節過度負重，造成軟骨磨損。

．肩關節退化，常由於關節的不穩定，造成軟骨磨損。

◆因此，為了不讓肩關節發生不穩定的狀態，肩關節的初次脫臼、半脫臼，或是撞擊受傷的治療非常重要，因為一旦關節唇脫離了關節的周圍，會讓穩定度下降百分之五十，造成肩關節退化的發生。

Part 8 鎖住骨本，提升好骨力，鞏固肩膀部的骨質疏鬆問題

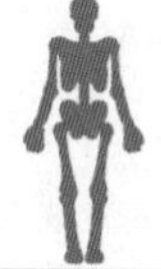

可怕的「隱形殺手」，不會告訴你，它已經悄悄來到你的身邊，骨質疏鬆的危險在於沒有明顯症狀，有時候直到發生骨折才有所驚覺，原來自己已成骨鬆一族！

科學家研究發現，只要讓骨頭承受壓力，就能促進骨頭更新汰換的能力，所以平日的慢走、太極拳、有氧舞蹈、土風舞等運動，都可以啟動細胞之間的訊號連結，達到這項效益，讓骨頭變得更健康。

01

蝦咪？肩膀也會骨質疏鬆！

從結構上來看，是否容易發生骨質疏鬆，取決於骨頭的皮質及髓質骨的比例。

再以功能上來看，儘管皮質骨和髓質骨的比例適中，某些骨頭若是因為人體跌倒後，容易遭受撞擊而受傷，就會把這些骨頭列入骨質疏鬆好發的位置。

「肩膀也會骨質疏鬆？」相信是很多人的疑惑。

你沒聽錯，肩膀也會骨鬆，只是比例比較少而已。

肩膀雖然不是骨質疏鬆最常見的部位，卻是人們可能忽略的關鍵位置。

一般而言，骨質會不會容易流失而疏鬆，通常取決於骨頭的結構和功能。骨頭結構分為兩層，外面硬的那層是皮質骨，又稱為緻密骨；比較深層的是髓質骨，也稱作海綿骨，由無數根的骨小樑所構成的。兩者比例影響著骨頭的強度。（圖19）

如果說，你的皮質骨（緻密骨）比較厚，代表骨頭對抗壓力的能力比較好；反之，若是髓質骨（海綿骨）比例偏高，那麼就要特別留意骨質疏鬆的問題，就好比鴕鳥蛋和一般雞蛋，蛋殼越厚越細密，就越不容易敲破。

身體各部位的骨頭，皮質骨和髓質骨構成比例都不相同，有的地方皮質骨比例高，有的地方髓質骨比例高。

皮質骨越厚，越不易骨鬆？

「唉唷，我的肩膀受傷了！」今年剛滿七十歲的王太太，因為不小心在廁所滑了一跤，來不及用手掌阻擋跌倒，使得肩膀直接撞擊地面，造成上臂肱骨粉碎性骨折。透過 X 光檢查之後，發現肩膀早有嚴重的骨質疏鬆，這次跌倒只是把問題凸顯出來而已。

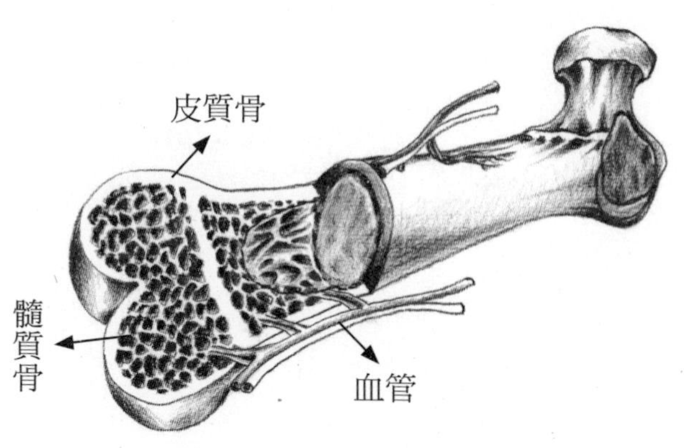

圖 19　骨頭結構分層示意圖

從結構上來看，是否容易發生骨質疏鬆症，取決於骨頭的髓質骨比例，像是先天上髓質骨比例高的脊椎，外殼硬的皮質骨就比較薄弱，會大大提升骨折風險。再以功能上來看，儘管皮質骨和髓質骨的比例適中，某些骨頭也還是會因為跌倒後容易撞擊而受傷，就會把這些骨頭列入骨質疏鬆好發的位置。

舉例來說，髖關節主要用來支撐身體的重量，當臀部跌坐在地板上時，就會造成髖骨的傷害；或是跌倒時直接用雙手撐地，也會造成手腕的骨折。

髖關節、手腕等處的皮質骨比例高於脊椎，但為何仍容易發生骨折？主要因素就是跌倒後，這兩處的骨頭是容易受到撞擊的地方。

因此，不妨思考一下，肩膀的髓質骨比例其實比手腕更高，理論上肩膀的抵抗力應該小於手腕，那麼為什麼手腕卻比較常發生骨折？就是因為手腕代替肩膀受罪。年輕人跌倒，通常會用手腕撐地，順勢跳起來就沒事了；但老人家就不同了，一旦跌倒時，手腕撐地，骨頭就會應聲斷裂。

當然，若是老人家的肩膀直接撞擊地面，肩膀也會受傷骨折。只是就整體統計而言，手腕骨折比例還是高於肩膀，其中原因就是跟跌倒的姿勢有關。

骨鬆引發骨折，排名前四名部位

「石醫師，我爸爸平時都好好的，怎麼一摔倒，就爬不起來了？」

究其原因，在於年紀越大，骨質流失越厲害，也就容易造成粉碎性或壓迫性骨折。

隨著人口老化，加上現代人不健康的生活習慣，骨質疏鬆症與骨折發生率都有明顯上升的趨勢。其中，骨折正是骨質疏鬆相伴而來的「隱形殺手」，有些上了年紀的老人家，只要跌了一跤之後，即便接受手術治療，可能從此再也就站不起來了，甚至為此跌掉了性命。

以下，就讓我們進一步認識，因為骨質疏鬆症而導致身體好發骨折的地方。

◆骨折好發第一名——胸腰椎

胸腰椎交界處的第十一胸椎到第二腰椎的地方，這四節最容易發生壓迫性骨折。

除了骨頭組成有較高比例的髓質骨（結構問題）之外，也因容易跌倒時而受傷（意外撞擊），於是成為骨折好發率的第一名。

◆骨折好發第二名——髖關節

髖關節是支撐身體的大關節，皮質骨與髓質骨的比例也很好，照理說來，應該不容易因骨質疏鬆症。然而，發生跌倒的當下，若是老人家手腕來不及反應撐地緩衝，造成臀部直接撞擊地面，可能就會使髖骨受傷骨折了。

◆骨折好發第三名——手腕

五、六十歲的人發生跌倒的瞬間，大都會反射性的使用手腕用來撐地阻擋。肩關節、髖關節和腰椎，也就有了代罪羔羊的保護了。

所以儘管手腕的骨頭組成比例不錯，可是當骨質開始流失、抵抗力下降的時候，一次強力的撞擊，仍會導致手腕骨折。

◆骨折好發第四名——肩膀

肩膀的骨質結構類似脊椎，特別是皮質骨很薄、髓質骨比例又高，因此極其容易造成骨質疏鬆。但是因為肩膀比手腕較不易受傷，所以一般人不會留意到肩膀的骨鬆問題，尤其是跌倒時，手腕或是臀部已經先著地，吸收了大部分的能量，相對地保護到肩膀免其受傷。

根據統計，手腕骨折大多好發在五、六十歲的中年婦女；而髖關節及脊椎的骨折則好發在七、八十歲。這就說明了，七、八十歲老年人的上肢反應力已經很差了，所以一滑跤時，通常已經跌坐在地上了。

骨質疏鬆症並沒有明顯症狀，不像糖尿病會透過疲倦、口渴、多尿，或是體重減輕來示警，頂多感到些許的腰痠背痛。然而，腰痠背痛的原因很多，年輕人和老人家又不同。美國有份統計資料，高達百分之八十的人都曾發生過腰痠背痛，因此很難用此評斷是否罹患骨質疏鬆症！

除此之外，駝背、身高變矮等症狀，就相對有意義許多，可能是脊椎發生變化或受傷，骨質有所流失，導致哪一節的脊椎骨受到壓迫或是塌陷的情形。

可怕的「隱形殺手」，不會告訴你，它已經悄悄來到你的身邊，骨質疏鬆在於沒有明顯症狀，有時候直到發生骨折才有所驚覺，原來自己已成骨鬆一族！

02

維持好骨力，增進骨質強度是關鍵！

科學家研究發現，只要讓骨頭承受壓力，就能促進骨頭更新汰換的能力。

所以平日的慢走、太極拳、有氧舞蹈、土風舞等運動，都可以啟動細胞之間的訊號連結，達到這項效益，讓骨頭變得更健康。

二〇〇一年，美國國家衛生研究院針對骨質疏鬆症所下的定義：「一種骨骼肌肉的疾病，因為骨頭強度的降低，從而導致骨折發生率的增加。」

其中，骨頭的強度取決於兩項因素，一是骨頭密度，一是骨頭品質。

兩大重點，檢視骨頭強度

「石醫師，我的骨質密度偏低，而且還是負數，是不是表示罹患骨質疏鬆症呢？」

一般人可能常有這樣的誤解，實際上答案並不盡然，因為骨頭強度包含了百分之七十的骨頭密度，和百分之三十的骨頭品質，除了密度之外，還要評估品質。

◆檢測骨頭密度（bone density）

由於無法實際秤出骨頭重量，再除以體積，只好比對幾十萬人所彙集而成的資料庫，設定中間值為正常範圍，透過低能量的X光儀器掃描，以影像濃度與對比層次來檢測受測者的骨質密度，所以得出的數值，只是一個相對性的參考數字而已，無法與骨鬆畫上絕對的等號。

「什麼叫作-2.5？正常是多少？」很多病人拿著骨密度檢驗報告問我。

通常正常值是-1，只要大於-1就是正常，-1到-2.5就是低骨本或骨質流失，那麼小於-2.5就叫作骨質疏鬆症，假如-2.5再加上有骨折發生，就叫作嚴重的骨質疏鬆症。（一般醫師通常會把上面的內容背得滾瓜爛熟！）

◆骨密度數值說明

正常	T>-1
低骨本或骨質流失	-1到-2.5
骨質疏鬆症	>-2.5
嚴重的骨質疏鬆症	>-2.5合併骨折

接下來，很多病人又會追問：「-1是什麼意思？」、「為什麼不是T>0呢？」、「已經是負數值，為什麼還是正常呢？」

正因為數值的設定，是採取一個相對值，以女性而言，骨質疏鬆最常發生在停經後的族群，因此會與二十到四十歲的女性做相對比較。所以，T=0就是二十到四十歲的女生，把她們的骨密度定義為〇，把它當作是一個基準點。而通常四十歲以後，骨質就會開始逐年遞減，所以停經後的婦女因為經歷了正常的生理性流失，如果檢測出的數值大於-1的話，就屬於正常的生理骨質流失，因此定義為正常的骨密度。

其中的「1」指的是一個標準差的意思，大約就是百分之十至百分之十二的差距範圍。

◆關注骨頭品質（Bone quality）

若要精準得知是否有骨質疏鬆的問題，不能只單單依憑「骨頭密度」的數字，仍須留意到「骨頭品質」。

針對骨頭品質主要取決於四項因素，分別是骨質結構、汰換率、傷害累積和礦物化，以下分別說明。

◆骨質結構（Architecture）

所謂結構就是骨頭裡的樑柱。髓質骨或海綿骨裡面的骨小樑數目、粗細、是否有斷點，都影響著骨頭的強度。這裡舉一個簡單易懂的例子，某棟偷工減料的大樓，原本需要十根柱子，大小約三公尺，如今偷工減料把柱子減少成五根，大小變成一公尺，這樣會大大降低建築的抵抗力，等到地震一來，可能就垮了。

◆骨頭汰換率（Turnover）

一般而言，骨頭不會在同一個時期一起形成，而是隨著時間而進行汰換，曾經受傷的骨頭，會透過破骨細胞破壞吸收，然後由成骨細胞修復起來，進行更換。

想一想，若是有甲乙兩棟大樓都蓋了超過二十年，甲棟每年都有維修，一發現裂縫就趕快補強，乙棟幾乎沒有維修，到處是裂縫和漏水，整體而言，自然是甲棟大樓比較穩固。

當骨頭受傷了，骨細胞們就會先進行破壞、吸收，再修復，避免傷害擴大，因應日常生活中骨頭負重的所需。這就告訴我們，骨質也有保存期限，賞味時間到了，就應該要進行汰換。

石頭醫師
健康喬姿勢

骨密度，原來不代表一切！

「為什麼會發生骨折？因為骨頭強度降低了。」

骨頭強度又取決於骨密度和骨品質，骨密度可透過骨骼掃描得知，但骨品質就顯得棘手許多，所以臨床醫師可能會自動隱藏骨品質這一項。然而，若是因為骨密度不足，就與骨質疏鬆畫上等號；或是骨密度檢測正常，就認為骨質健康強壯，這些也絕非事實。

◆欲知骨品質，請先抽骨髓？

骨密度不等於骨強度，若真想知道骨品質如何，就得先抽一點骨髓出來，放在顯微鏡下觀察。假如石頭醫師今天跟一個病人說：「想要知道有沒有骨質疏鬆，那麼請先抽一點骨髓來檢查！」石頭醫師換來的，可能是被賞巴掌或是翻白眼。

「不然這樣好了，我們不抽骨髓，改去做 MicroCT 顯微電腦斷層，不用抽骨髓，但得要花個

二、三萬元。」這是一種相當細微的檢查，就可以看到骨小樑的粗細，也就不用做切片。

這時候患者可能會說：「石頭醫師，你在斂財啊！我只是要確認有無骨鬆而已，你不是要抽我骨髓，就是要我花大錢！」想當然爾，以上都是難以執行的建議。

◆抽血檢驗微量元素

還好，我們可以透過骨品質中骨頭的汰換率，來間接判斷骨質結構好不好。目前倒是可以透過抽血檢驗出來，因為在汰換的過程中，細胞會釋放出一些微量元素，而抽血就可以檢驗這些微量元素，就能知道目前骨質是破壞多，還是生成少？

臨床上，除非有相當的必要性，才會請患者進一步評估。原則上，醫師們還是希望透過最精簡的經濟效益，就能獲得相關臨床資訊，才是整體考量的面向。

負重運動，誘發骨頭汰換更新

「石醫師，是不是骨頭汰換越頻繁，骨頭品質就越好？」

骨頭會自行啟動汰換機制，如果有骨小樑發生斷裂，就會進行修復，當骨頭汰換得比較頻繁，骨頭品質相對也會比較理想。打個比方，餐廳講求翻桌率，汰換率如同翻桌率，若是翻桌率越高，生意就越好；汰換率越高，骨頭品質也就越好！

「新生之前，必先進行破壞！」人體正常骨頭裡面有三種細胞，一種是成骨母細胞，一種是破骨細胞（噬骨細胞），另一種是骨細胞。顧名思義，破骨細胞就是要來「破壞骨頭」，但為什麼沒事要破壞骨頭呢？其實是為了清除不好的骨頭——垃圾骨（Garbage Bone）或是受傷骨（Injured Bone），那些已是品質不好的骨頭，處在崩壞裂開的邊緣，就由破骨細胞協助進行汰換，吃掉不好的骨細胞，再由成骨母細胞進行填補工作，完成骨頭汰換（Bone Turnover）的過程。

年輕人的骨細胞活性較高，汰換率自然比較頻繁，老人家的骨細胞活性降低，汰換率也就跟著慢下來。因此，想要預防骨質疏鬆可以嘗試負重運動，就是希望增加汰換率（Turnover），透過負重造成骨小樑的「小受損」，請特別留意這個受損不能太劇烈，而是藉由適當的力道，誘發破骨細胞進行汰換過程。科學家研究發現，只要讓骨頭承受壓力，就能促進骨頭更新汰換的能力，所以平日的慢走、太極拳、有氧舞蹈、土風舞等運動，都可以啟動骨細胞之間的訊號連結，達到增加骨頭汰換的效益，讓骨頭變得更健康！

◆傷害累積（damage accumulation）

前面提到，當骨小樑因負重而發生斷裂現象，骨細胞們就會啟動汰換機制，然而若是過於頻繁的受傷，會導致修復趕不上受傷的速度，而造成骨頭品質的降低，這就是傷害的累積。

曾被譽為「移動長城」的姚明，過去叱吒ＮＢＡ籃球場上，二百多公分的身高為他帶來許多優勢，然而在籃下搶球、持續跳躍時，腳掌自然承受極大的力量，一場比賽下來，不是幾根骨小樑斷裂而已，可能是成千上萬的骨小樑都斷裂，幾十場球賽下來，傷害的累積遠大於骨小樑修復的速度。果然，姚明的腳掌第三蹠骨最終發生了「疲勞性骨折」，也使他從榮耀的籃球場上隱退下來。

這無疑提醒了我們，不能讓骨質過度疲勞，若是傷害累積遠大於修復的速度，骨頭品質也將大幅降低，增加骨折的機會。

◆礦物化（mineralization）

此外，骨頭是由骨蛋白所構成，屬於一種蛋白質，是由成骨母細胞所分泌出來。剛分泌出來的骨蛋白相當柔軟，慢慢地骨蛋白外面會穿上一層保護殼，這層殼就是「骨骼結晶」，把骨骼結晶黏到骨蛋白表面的過程就叫作「礦物化」，或是「成骨化」，等於是讓柔軟的骨蛋白穿上了一副盔甲。礦物化發展的越徹底，骨頭的品質也就越好。而負責執行礦物化的關鍵角色就是「活性的維他命D_3」。總歸來說，骨頭的品質取決於骨質結構、汰換率、傷害的累積，以及礦物化，同時透過負重運動，激發骨細胞們的活性，重新找回靈活好骨力！

03

百分之八十停經女性，都是骨質疏鬆的高危險群？

骨質疏鬆以女性比例偏高，主要是荷爾蒙改變的關係，因為停經導致保護骨頭的雌激素大幅減少，致使骨質流失。

除了女性族群之外，大多人都處於一種「低骨本」的狀態，不知道骨質正在快速地流失……。

「天啊！骨質疏鬆難道是女性的天敵嗎？」

美國統計資料粗估顯示，三億人口中約有一千萬的美國人被確診為骨質疏鬆症，當中就有高達百分之八十是女性！

回頭檢視台灣，根據衛生福利部國民健康署資料顯示，六十歲以上的人口中，百分之六十患有骨質疏鬆症，其中百分之八十都是女性！

當心！賺少花多的低骨本狀態

骨質疏鬆以女性比例偏高，

主要是荷爾蒙改變的關係，因為停經導致保護骨頭的雌激素大幅減少，少了這個天然的保護傘之後，就會容易加速骨質流失。骨折發生率前四名，分別是脊椎、髖關節、手腕和肩膀，臨床上的女性患者的骨折也多集中在這四處，特別是五、六十歲的停經婦女，因跌倒時手腕撐地，導致手腕骨折；到了七、八十歲，因為上肢反應變慢了，屁股直接跌坐在地，導致髖關節骨折；若是後仰躺，使腰部著地，脊椎骨可能就應聲折斷了。

除了女性因停經導致骨鬆問題之外，大多數的人都是處於一種「低骨本」的狀態，就是銀行存款不足，有點入不敷出的概念。儘管這群人還沒嚴重到骨質疏鬆的地步，但是骨頭裡面的鈣質含量降低了，處於一種「賺得少、花得多」且持續流失的時期。

過去教科書上稱為「骨質缺乏」，容易誤導民眾以為是什麼疾病，如今已經不再這麼說，儘管這不是一種病症，卻是一種值得注意的趨勢，會隨著年紀或身體狀況而下降的低骨本。透過積極介入之後，可以延緩或逆轉這個過程，讓自己的骨本至少不再流失，或是減緩流失的速度。

流行病學調查，髖關節骨折致死率節節升高

根據世界衛生組織（ＷＨＯ）公告，骨質疏鬆症已經成為全球第二大的重要流行病，僅次於心臟血管疾病，發生嚴重的骨折，還可能導致死亡。

臨床門診上，骨質疏鬆的個案，男女比例相差很大，但根據資料統計，一旦發生髖關節骨折，一年內的死亡率，女生大概占百分之十五，男生則是百分之二十二。

「為什麼男性的死亡比例更高？」相信是很多人的疑問。

有些男性患者菸不離手，本身肺部就不夠好，加上髖關節受傷開刀後，變成長期臥床的狀態，久躺之後產生褥瘡，容易感染，或是積痰形成肺炎，最後併發敗血症，導致多重器官衰竭而死亡。

仔細推敲之下，可以發現死亡的關鍵在於「臥床」，因為面對年紀較大的病患，通常會提醒家屬：「記得盡快脫離臥床的狀態，能坐就不要躺，能站就不要坐，讓身體維持在一個正常的生理功能。」如此一來，就能避免因骨折所導致的高死亡率。相較於其他癌症與流行疾病，政府民間機構都會不斷宣傳大家早期檢查、早期治療，骨質疏鬆卻沒有積極的宣導和防護機制？原因就出在，即便目前有健保，骨質密度檢查都是需要自費的項目。

回歸到「預防醫學」的範疇，其實骨質疏鬆症比起癌症治療，相對簡單多了，只要投入一些資源，把骨本照顧好，就能減少骨折的機會。以家庭社會負擔而言，若是家中有老人發生骨折，勢必會造成家庭照護的問題，使病患與照顧者陷入生活與經濟的困境。因此，就全民福祉的長遠性來看，國家政策的積極介入，進行大規模的骨質疏鬆症預防，確實有其必要性！

04

保「密」防「跌」，年輕開始存骨本！

「存骨本」的做法需要從小扎根，可以在青春期的時候，透過飲食中鈣的攝取、多從事負重運動、多曬太陽，藉此慢慢提高「骨本存摺」的數字。

打從人類一出生起，就有了骨密度，隨著年齡增長，骨密度就會以慢慢地增加，正所謂一眠大一吋，不斷地茁壯長大，骨質一路增加到二十歲，此時骨質的生成遠大於破壞的速度。

差不多到達二十歲的時候，開始進入平衡期，會持續到四十歲左右。這段時間的生成跟破壞差不多，也叫作骨質高原期（plateau）或是最高骨本時期（peak bone mass）。

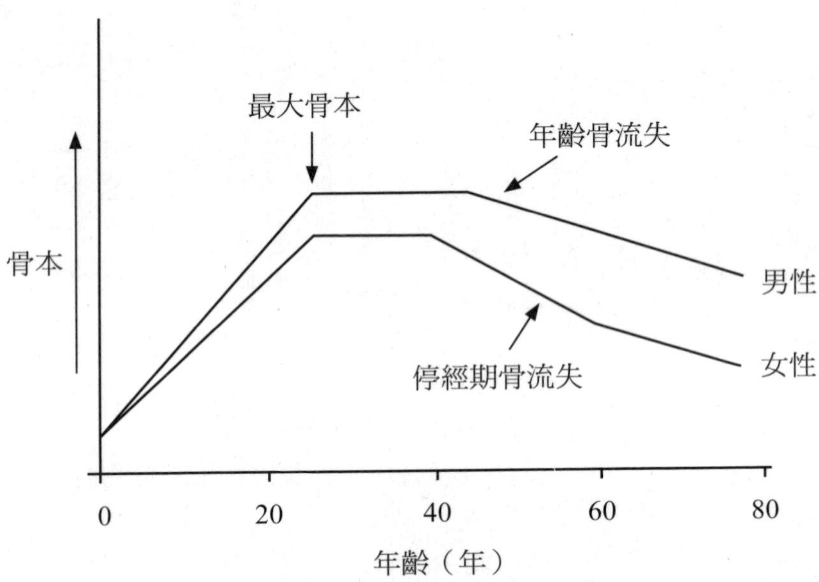

圖 20　一個人的骨本生命週期

骨質隨年齡加速流失，儲存骨本要趁早

等到通過了「高原期」，四十歲之後就是每年開始流失了，只是流失得比較緩慢。而以女生而言，到了五十歲會遇上「停經期」，雌激素分泌逐漸衰減，導致骨質大量流失，出現「骨質跳樓期」，一路流失到六十歲左右，才又恢復到四十到五十歲骨質慢慢流失的狀態。（圖20）

以上就是一個人的骨本生命週期，呈現出一個弧形曲線，可以發現到年紀越老，骨質疏鬆的發生率自然就越高，此時老人家的骨本其實跟小孩子一樣了。

古諺有云：「家有一老，如有一寶。」

果真如此，老人家的骨頭就和孩童一樣脆弱，一跌倒可能就會導致骨折，所以身旁的照顧者就相形重要了。若是照著曲線脈絡，這裡提倡一個「儲存骨本」概念，可以在年輕時期就先把骨本提高，將「高原期」再往上提高一些，如此一來，便可以留到年老時慢慢地流失，也就不至於一下子就發展成骨質疏鬆症了。

台灣現今的社會環境，造就了許多宅男宅女，實在令人相當憂心，假使在二十歲之前，這群孩子們依然維持如此的生活型態，加上時常熬夜、飲食失衡，造成最大骨本不夠多，抵擋不住最後流失的速度，未來就會是骨質疏鬆的候選人名單。

「存骨本」的做法需要從小扎根，可以在青春期的時候，透過飲食中鈣的攝取、多從事負重運動、多曬太陽，藉此慢慢提高骨本的存量。同時減少熬夜，避免降低成骨細胞的活性，才能遠離骨質疏鬆症。

傻傻吃，快快好，補鈣做了嗎？

「多喝牛奶，就可以補充鈣質嗎？」

「石醫師，為了遠離骨質疏鬆，從現在起，我每天都要啃一塊豬骨頭！」

咦，你可能還沒吃進鈣質之前，牙齒已經先掉光了。

很多人都知道骨頭裡面富含鈣質，但鈣在哪裡？

上一篇提到「礦物化」或「成骨化」，指的是把骨骼結晶黏著到骨蛋白表面的過程。那什麼是「骨骼結晶」呢？——是由鈣、磷跟氫氧基（$Ca_6(PO_4)_{10}(OH)_2$）所構成的一顆顆鈣鹽，而骨頭的鈣就是被深埋在這個結晶裡面。

因此，假使身體中的鈣質不夠，可能就沒辦法黏出那麼多的骨骼結晶，如此的話，這脆弱的骨蛋白就無法「礦物化」，沒有骨結晶黏著到的地方，將變成致命弱點，很容易就裂開來。

所以，補鈣、補磷就是為了構成這個骨結晶，鎂鋅銅錳等元素，則是讓結構連結得更加緊密的關鍵，其中磷、鎂、鋅、銅、錳都可以透過日常飲食攝取，唯獨鈣質往往是不足的狀態。

「你要補鈣喔？我煮大骨湯給你喝。」老人家常常會這麼說，但是透過實驗發現，湯裡面根本就沒有鈣質，正因為骨結晶粒子太大，人體無法妥善吸收，而真正的鈣質卻被鎖在骨結晶裡面出不來。所以，大骨湯不是沒有鈣，而是它的鈣被鎖在骨結晶裡面，一般煮湯的能量根本不足以打破骨結晶的共價鍵，所以鈣質無法游離出來。

「那麼，什麼東西可以讓鈣質游離出來呢？」外力做不到的事，就交給身體吧！身體當中的破骨細胞會分泌一些很酸的酵素，可以分解掉骨結晶，把鈣提取出來應用。

顧好黃金十年，骨鬆不上門

「石醫師，除了存骨本要向下扎根之外，對於我們這些面臨停經期的女性，有沒有更好的做法？」一名婦女憂心忡忡地問我。

因為男性骨本的流失沒有快速下滑這一段，唯獨女性朋友受到迫切的危機，石頭醫師稱此階段為「黃金十年跳樓期」，身為骨科醫師就要盡力幫患者在這段時間把關，給予良好的照顧與追蹤，一旦妥善度過了這個時期，也就比較不會成為骨質疏鬆症的候選人。

◆採用藥物或是替代療法

除了透過醫師開立對應的處方，或是荷爾蒙替代療法，減緩骨質的流失，同時留意自己的生活型態，比如作息不正常，白天睡覺、晚上醒來，或是根本不曬太陽，導致鈣質吸收出現問題，只要從生活型態改變入手，就可以有所改善。

◆保持運動和曬太陽習慣

「石醫師，曬太陽怕會長斑，我改用營養品補充，可以吧？」

不，最自然且最重要的方法，還是曬太陽！

若是只依靠飲食進行維他命D補充的話，食物或營養品的攝取量恐會不足，加上本身的肝腎功能也要正常，才能透過肝腎加工，形成活性的維他命D來順利利用，若是本身臟器就有毛病，就算吃再多的健康食品，幫助上也是有限。

若是針對身體狀況不佳的病人，通常會建議補充活性（active）的維他命D，可以不需要再經過肝臟跟腎臟的加工，就有作用了。然而由於屬於「藥字號」的品項，需要經過醫師處方籤才能開立，坊間所販售的通常是沒有活性（inactive）的維他命D，屬於健康食品。

所以，回到源頭來討論，預防骨質疏鬆的第一步，先從拉高骨本做起，假使讀者已過了這個時期了，接下來就是要減緩骨質流失的速度，並且透過戶外運動、定時曬太陽、作息正常，讓自己維持骨本，也能顧好老本，享有一個美好的晚年生活。

多管齊下，治療骨質疏鬆症

「最近猛然驚覺到，我媽媽開始駝背，老是喊腰痠背痛，而且身高明顯變矮了，還會常常跌倒……。」一名中年大哥著急地來到診間，經過簡單評估後，告知他母親應該是罹患骨質疏鬆了，但一聽到「跌倒」關鍵字，內心不免擔憂了一下。「那麼，我該怎麼辦？有沒有藥物可以治療呢？」

初期的骨質疏鬆沒有任何症狀，像個案中的例子，可能是上了年紀，骨質有了明顯的流失，卻沒有明顯的症狀，最怕的就是因為跌倒造成骨折，連帶引起後續的併發症狀。因此，針對上了年紀的患者，石頭醫師通常會建議適度採用藥物合併治療法，透過更及時的延緩骨質流失，達到更有效益的做法。

下列就是醫師常用的藥物：

◆雙磷酸鹽類藥物

用以抑制破骨細胞活性的藥物，比如福善美（口服）、骨維壯（針劑）、骨力強（針劑）等等，然而此類藥物可能造成下顎骨壞死，因此口腔衛生不佳者，或者是正要進行口腔手術（拔牙、植牙等），或是口腔癌症的病人，不建議接受此種治療。

另一個風險就是容易發生非典型骨折，正因雙磷酸鹽類做法在於殺死破骨細胞，然而過度撲殺破骨細胞之後，本來由破骨細胞所清理的垃圾骨和受傷骨，就會大量被堆積下來，導致骨頭的脆化，於是造成非典型骨折的發生。

美國醫療使用規定，使用雙磷酸鹽類藥物五年就要停藥，一年後再行觀察是否需要再服藥，這個過程稱為「藥物假期」。石頭醫師的做法則是三年就必須停藥一年，一年之後再來測骨密度，後續評估是否需要再治療。

◆荷爾蒙療法、荷爾蒙替代療法

主要針對更年期停經女性，但荷爾蒙療法不建議長時間使用，避免衍生造成乳癌跟子宮內膜癌。目前，已經有所謂的荷爾蒙替代療藥物問世，通常是使用在骨鬆合併嚴重的更年期症候群的病人身上。比如說盜汗、失眠、心悸或耳鳴，加上患有骨質疏鬆症，醫師就會評估採用此法。

另外，荷爾蒙療替代藥物有兩項使用原則，第一是低劑量，因為高劑量怕有致癌風險；第二是採用間歇性給予，吃一段時間就要停一段時間，把握住兩個因素，荷爾蒙療法仍然可以被安全的使用。

臨床上，我偶爾也會使用荷爾蒙治療，在盡量避開風險之後，就會達到不錯的效果。

◆標靶治療：寶骼麗（針劑）

另一種臨床上使用的標靶治療就是寶骼麗，每半年施打一次，由於目前屬於比較新的藥，所以還未有併發症的統計資料。

不過，就醫理上來說，應該跟雙磷酸鹽藥物不太一樣，透過控制破骨細胞的數目，不讓它大量增生，達到破壞的降低。

同時，石頭醫師於臨床的使用，還是建議病人三年便停藥，待破骨細胞數量恢復，也能藉此清理一部分的垃圾骨，一年後可以有比較真確的骨密度後，透過檢驗數值的綜合判斷，再來評估是否再開啟療程。

骨質疏鬆症的治療是一門相當專業的學問，主要分屬在骨科、新陳代謝科、風濕免疫科、內科、家醫科醫療中。針對這個困擾大眾的疾病，唯有從根本上作好存骨本的培養，再到中後期延緩流失的因應對策，以及避免跳樓期的恐怖震盪，才能讓每個年齡層、每個性別、每個世代都能夠鎖住骨本，找回健康好骨力喔！

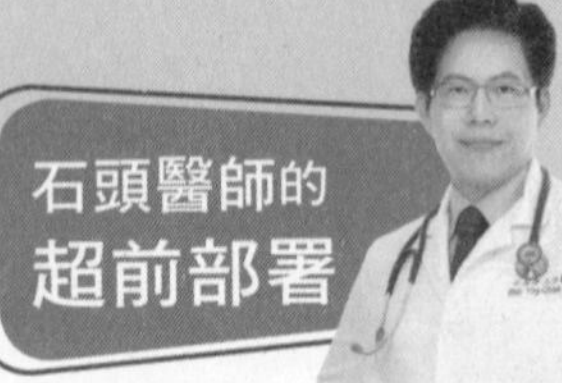

肩膀部骨質疏鬆問題

◆骨質疏鬆症最重要的超前部署就是「保密」、「防跌」，其中的「保密」指的是維持骨密度，「防跌」就是預防跌倒傷害的發生。

◆保持負重運動，以及曬太陽習慣，就能有效增加骨密度。所以游泳或是騎腳踏車等運動，就不如走路、打太極拳，或是跳土風舞等負重運動，來得有用。

◆關於曬太陽的原則，石頭醫師建議如下：於早晨或是黃昏時段，穿短袖或是短褲的方式，要曝曬陽光三十分鐘；若同時穿短袖及短褲，則只須曝曬陽光十五分鐘。重點是要讓紫外線直接接觸皮膚，因此建議不要中午去曬太陽，以免增加皮膚癌發生的風險。

後記

緣起不滅，我在史瓦濟蘭行醫的日子

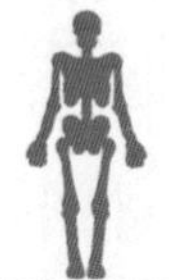

石頭醫師遠赴非洲史瓦濟蘭醫療團文字紀錄（二〇〇九～二〇一〇年）

註：史瓦濟蘭（Swaziland）現已正名為史瓦帝尼（Eswatini）。

01 我在史瓦濟蘭行醫的日子

依稀記得多年前的那個初夏，擔任社團幹部的我，參與了生平第一次的義診，爾後一共參加了十次的義診服務。地點近從苗栗、南投；遠至屏東、車城；甚至於金門、澎湖等離島，都有我奉獻過的足跡。至此，「醫療服務」已在我的心田裡種下一枚希望的契子。

彷彿就在昨日的夜晚，一次骨科的聚會上，謝銘勳主任提到北醫大欲派遣常駐醫療團，前往「史瓦濟蘭」執行國合會人道援助的任務。經過一番思量後，我便決定響應北醫大邱文達校長及謝銘勳主任的義舉，毅然地接下了前往史國的任務。

愛滋病、肺結核高的嚇人

接下來就是夢魘的開始，不斷地接收到有關史國各種負面的訊息：史國的愛滋病帶原率達百分之四十五，全世界最高；百分之八十的愛滋病人合併有肺結核；人口數不停地減少；全國平均壽命不到三十歲；五十年後史瓦濟蘭就會亡國，從地球上消失……，說不擔心是騙人的，然而李建和主任鼓勵我：「醫療就該出現在最需要的地方，此行將會是你人生永難抹滅的一刻。」

於是拍拍身上的行囊與不安後，告訴自己：我要到史瓦濟蘭行醫去了！

史瓦濟蘭在哪裡？

但史瓦濟蘭究竟在哪裡？在亞洲？非洲？還是美洲？是內陸國？還是島國？是黑朋友？還是白朋友？是大朋友？還是小朋友？真是丈二金剛摸不著頭緒！後來才弄清，原來史瓦濟蘭是位在「非洲南部」的小國家，面積約為台灣的一半。東鄰「莫三比克」，其他三面則與南非相接，素有「非洲小瑞士」之稱。

於是，在乍暖還寒的初春，我來到了南非的史瓦濟蘭。從桃園國際機場出發到香港；再從香港到南非的約堡；最後，從約堡搭上二十人座的小型螺旋槳客機，抵達史瓦濟蘭，這一趟空中的旅途，整整花了二十四個小時。在三萬英呎高的空中，心情是極端複雜的，有喜悅、有不捨、有期待、有想念，更夾雜從不間斷的忐忑。

初抵達史國，映入眼簾的是小而美的國際機場；它不大、它真的不大，卻是貨真價實的國際機場。我卻被這詩情畫意的景色給深深吸引住；這環繞機場四周的青翠，是任憑我如何回憶大腦的邊緣系統、如何回憶上課時老師的滔滔不絕，以及如何回憶起我曾翻遍的萬卷書，都無法回應我眼前所看到的景物。顯然，古人所說的「讀萬卷書，不如行萬里路」，並不是棄履敝帚，而是真正荒漠中的月牙。愚昧如我者，至今日始知這金玉良言。

非洲、是非洲，此時我真的是在離家一萬二千公里遠的史瓦濟蘭，這不是夢！史瓦濟蘭我來了！

門診像市場，手術房像戰場

首都政府醫院是我在史瓦濟蘭工作的地點，是史國規模最大的醫院，她就像是史國的台大一樣。但畢竟這是英國人留下的老建築，許多的硬體設備早已不敷所需了；診間很小，病人卻很多，閒雜人等也不少。有牧師在傳教誦經，聲音大的震天價響；有頭頂玉米吆喝著的婦人；還有戴著腳銬的罪犯……，這活脫像個菜市場。

手術房更鮮了，無菌鋪單薄得像面紙一樣（一點都不誇張）；無菌手術衣硬得像皮革一樣（完全沒有彈性）；要電燒沒電燒、要吸血器沒吸血器（因為全開刀房只有一台），要這缺那的。每次開刀都是刀光劍影、血肉模糊，真像個戰場。

對了，要進去手術房前，還必須全副武裝才行；戴全罩式護目鏡、披防水圍裙、穿長筒雨鞋，才能保障自己在戰場上不會被血水噴到。否則到時在戰場上為國捐軀，那可就一點都不好玩了。縱然自己如此的小心，還是曾被針扎了兩次，好險病人都不是愛滋帶原者，不過這種感染愛滋的莫名恐懼，還是讓自己沮喪了好一陣子。

骨癌青年，心中永遠的痛

接下來在史國八個月的日子裡，我完成了八十例的骨科手術，包括十一例的人工髖關節置換手術（其中一例是史瓦濟蘭首例的全人工髖關節置換術），以及兩例的脊椎手術，門診就診人數超過一千人次，並與骨科主任 Dr. Dun-Dun 及他的住院醫師們，建立了深厚的革命情感。結合當地骨科的團隊，可以讓醫療團的效益發揮到最大，必須要全心全力投入，才能期待有好的成果。然而，這一切仍比不上那位骨癌病患帶給我的痛楚。

他是一位二十歲的青年，在某次踢完足球後，膝關節疼痛腫脹，過了不久便發覺膝蓋外側有明顯的硬狀突起。觸診時，我的專科訓練直覺地告訴我，這不是個好徵兆，果然在看完 X 光後，我幾乎可以百分之百判定這是個骨癌的病例，因為從病人的年紀、發病的部位及影像學的證據，我已經能夠確定診斷。想要救他的命，必須要轉介到南非做進一步的治療，因為史瓦濟蘭並沒有能力處理像這樣的病人。

然而要轉介到南非，不能光靠臆測，必須要有直接的證據，而最直接的證據就是病理切片。就在我為他進行骨切片手術後，病人就消失了，因為他付不出五百史幣的切片費用。之後，我日日夜夜期盼著他出現在我的面前，或者讓我知道他在哪裡？我多想幫他付那五百史幣的費用啊！但他始終音訊渺茫。

看著與他一起合影的照片，一面心疼上天加諸在他身上的苦痛，一面痛責自己的無能與懦弱！是生耶？抑或死耶？我全然不知，然而他燦爛的笑容，卻像一把鋒利的劍，狠狠地刺進我的心窩裡……，我知道他不會再出現在我的生命裡！

一個月亮，兩種心情

在史瓦濟蘭，我最喜歡仰望星空、寄語月亮——因為我想家。

史瓦濟蘭的夜空，好亮好清澈；台北的夜空，好沉、好朦朧。然而，仰望著都是同一個月亮，我卻有著兩種截然不同的心情：史國的荒原、台北的喧嘩；史瓦濟蘭會為我而停留嗎？台北會為我而改變嗎？

今晚我又抬頭仰望著星空，一樣的寧靜，卻有著不同的悸動，我想此刻我的心依舊還在史瓦濟蘭！北醫大的醫療團在黑暗的非洲大陸點燃了一絲光明，希望這份熱情火苗能夠繼續蔓延下去，照耀整個非洲大陸。

心田裡的契子，已經發芽茁壯了！

02 緣起不滅，愛在史瓦濟蘭

時光荏苒、歲月如梭，自去年從史瓦濟蘭返國後，倏忽地又過了一年。臺北的生活繁重而充實，醫療工作填滿我生命中大部分的空格。門診、會診、開刀、值班、臨床報告、考博士班等，每件事都需要我聚精會神、全心全力地投入，不曾駐足回想過去的點點滴滴。直到有天的夜晚，會診完急診的病人，約莫凌晨一時許，就在我踏出急診室的那一剎那，一輪明月高掛在皎潔的夜空，讓我慢慢想起了她——「史瓦濟蘭」。

在史瓦濟蘭，我最喜歡仰望星空，因為史瓦濟蘭的夜空，好亮、好清澈；今晚臺北的夜空，就像史瓦濟蘭的星空那樣地令我著迷！我好想寄語月亮告訴她，我正想念著她。果然「記憶不會蒸發，只會慢慢沉澱」，只是不知何時何地，莫名的記憶就會湧上心頭：史國的荒原、臺北的喧嘩，都曾經在我的生命中留下了不滅的足跡。

如果有機會，我願意再次前往史瓦濟蘭，進行人道醫療援助。皇天終於不負苦心人，北醫大國際事務處來了通電話，告知要我執行國合會短期骨科主題式醫療計畫——「人工髖關節及膝關節置換手術」，使我朝思暮想的期望化成實際的行動。於是在二〇一〇年的八月，我又風塵僕僕地重返史瓦濟蘭。

汲取去年經驗，催生主題醫療

此次骨科主題式醫療計畫，是源自於我去年擔任史瓦濟蘭醫療團駐團醫師時的構想。我於門診中發現，史國人民多數有髖關節及膝關節退化性疾患，合併肢體變形的情況：髖關節易出現下肢不等長、膝關節易有膝內翻（O型腿）或膝外翻（X型腿）的變形。

雖然自己竭力嘗試解決困惱史國人民的關節問題，然而因為沒有合適的手術器械，以及相關人工關節耗材，使得我的努力終究以結局不如預期或是失敗告終。我或許可以選擇不積極作為，或是消極的以保守治療（如復健、藥物治療）代替；或是說服自己開刀有極大之風險（因為史國愛滋病帶原率為全世界最高），然而這些作為決不是我來史瓦濟蘭進行醫療援助的初衷。

因此，我開始思考：如果回國後，若能備齊相關的手術器械工具，以及人工關節耗材，是否有下一次的機會，再來史國進行人工關節置換手術，以解決他們的苦痛，並儘速讓其恢復正常的生活及工作呢？於是，將這樣的構想報告予當時醫療團的杜繼誠團長，以及北醫大國際事務處蘇維文主任，立即得到他們的認同及回應。

返國之後，我便開始著手進行骨科主題式醫療計畫的撰寫及手術細節的規劃，期間也完成了人工關節耗材的採購、人員的職前訓練、相關手術器械的補齊，並與史京醫院骨科主任 Dr. Kingsley Dundun 保持密切的橫向聯繫。

這一切過程，均賴北醫大蘇主任及元薇小姐的大力幫忙，如果沒有她們的全力支援，我想這個骨科主題式醫療計畫，終究如同海市蜃樓般地被束之高閣。

最後，在史國要求更多骨科專家共襄盛舉之下，我的老師謝銘勳教授（北醫大醫學系系主任兼附醫骨科部主任），義不容辭地陪同我前往史瓦濟蘭，執行這次的醫療計畫；另外雷得公司（人工關節公司）高銘德先生也自願與我們同往，協助我們進行相關手術。此外，北醫附醫開刀房李建和主任、開刀房徐彩新護理長，以及骨科助理丁慧萱小姐，承蒙他們的鼎力相助，讓我可以毫無後顧之憂實現自己的理想。

尤其是慧萱從去年開始就提供我大量的協助，如果沒有她的幫忙，肯定不會有重返史瓦濟蘭的想法。也要謝謝我的家人及女友，這一路走來對我無怨無悔的支持。

好友 Dundun 驟逝，心中無限感傷

針對本次骨科主題式醫療，無論從事前醫療計畫的撰寫、手術器械的籌借、人工關節耗材的招標採購，及手術排程細節的規劃，均耗費我相當多的心血。尤其是 Dr. Dundun 一知道骨科主題式醫療後，更是積極的從中協助我，包括手術室的安排、門診中手術病人的搜集。隨時和我以電子郵件保持聯繫，也因為如此與 Dr. Dundun 建立起難得的溝通橋樑與管道，也取得了主題式醫療計畫執行的默契與共識。

不過令人難過的是，就在我抵達史國後不久發生，Dr. Dundun 因病與世長辭了（二〇一〇年八月十日），得年四十九歲！這對我的打擊非常非常巨大！

回想去年與其共事的種種，亦師亦友的處理各種骨科疑難雜症，歷歷在目，鮮明的彷彿就像昨日一般！而今日再次見面卻已是天人永隔、陰陽兩分，這叫我如何能夠接受？更心疼他於罹病之餘，竟然還積極的幫助我及骨科主題醫療，卻不讓我知道其已是病入膏肓、危在旦夕！嗟夫！愚昧無知如我者，竟然還對他的鼎力幫忙而暗自竊喜，真是讓我羞愧的無地自容！

曾於夜闌人靜、天地俱寂之時，忽然思念起故友，令我輾轉反側，難以成眠，只得走出屋外叼著菸，看著熟悉的月亮大聲咆哮，卻也只能書空咄咄而徒呼負負！回到屋內，拾起凌亂的記憶片

段，令我不勝唏噓！

看著 Dr. Dundun 的照片，和藹依舊且自信笑容依舊，獨不見故人熟悉臂膀、談笑風生！而我卻早已淚眼婆娑、久久無法自己。卒不忍再三思量，掩面離去，猶屢屢回頭凝視照片也！

依然熟悉，卻有兩種陌生

史瓦濟蘭對於我而言，環境依然一樣的熟悉，但我卻有著兩種的陌生——先是 Dr. Dundun 過世之後，我對醫療環境的陌生；後有醫療團成員大幅換血後，我對人員的陌生。他的驟逝，使得主題式醫療痛失溝通管道，一切又得重新來過，因為新的骨科主任 Dr. Magibugo 對我們並不熟悉，因此剛開始的幫助較不積極；但經過三個星期的接觸後，他對我們越來越信任，且表達非常友善的態度。

Dr. Magibugo 亦表示，想要來北醫附設醫院進修學習人工關節置換手術。我認為與其初步的溝通管道已經建立了，日後可在此基礎上發展雙邊進一步的實質交流。而我對於醫療團的成員們在短暫相聚之後，也和大夥們有了在異鄉打拚的革命情感。

就在我離開史國前的夜晚，夥伴們還在我住的地方一起聚餐談心，這樣的感覺超有滋味的，真的！

享受健行，發現「非洲小瑞士」之美

重返史瓦濟蘭後，我最常做的休閒，就是和高先生一同散步健行。由於去年我是醫療團的一份子，所以配有專車以應付不同的醫療任務。今年可就不一樣了，因為執行的是短期主題式醫療，工作時間較短，且目標及任務明確，因此並沒有專屬的車輛可供使用。

不過這樣一來，就讓自己有更多的時間駐足欣賞周遭的環境，尤其是史瓦濟蘭還有「非洲小瑞士」之稱的美名呢！於是一枝草、一點露、一朵盛開的花，一隻跳躍的蚱蜢，甚至於高掛在樹頭的酪梨（avocado），都會讓我忍不住讚嘆造物者的用心。原來這人間仙境並不是瓊樓玉宇、珍饈美饌，而在端視自己的內心世界，與其每天汲汲營營或許得到了什麼，終究也一定會失落了什麼！「不以物喜、不以己悲」，這可是何等的人間仙境啊！

月明星稀之日，期待再共嬋娟！

今夜，站在台北街頭的我，心中還是可以感受到那股悸動。然而天下無不散之宴席，戲劇終有落幕的一刻。

也許等我年老的時候，我可以大聲無愧地對我子孫說：「老頭我年輕時，可曾經在非洲行醫過呢！也獵過獅子、摸過大象呢！史懷哲還是我的鄰居呢！」誰會在乎它的真實性呢？只要我曾經做過、擁有過，也就不會枉費白走這一遭了。

於是，我確信日後每次月明星稀的夜晚，我一定會想起她——「史瓦濟蘭」，我會好想知道那兒的月亮是否一樣的迷人？那兒的人民是否一樣的安康？我也願意化做青鳥，飛過重重的萬里山，告訴她們：「當嬋娟再圓之時，也就是我們相見之日！」

國家圖書館出版品預行編目 (CIP) 資料

超前部署！遠離「肩」苦人生，骨科醫師肌肉反向拮抗術 / 石英傑作 . -- 第一版 . -- 臺北市 : 博思智庫 , 民 109.06
ISBN 978-986-99018-0-2(平裝)
1. 肩部 2. 健康法
416.613 109005860

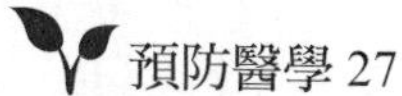
預防醫學 27

超前部署
遠離「肩」苦人生，骨科醫師肌肉反向拮抗術

作　　者 | 石英傑（Dr. Stone）
主　　編 | 吳翔逸
執行編輯 | 陳映羽
資料協力 | 李海榕
插　　圖 | 林國誥、廖翊安
動作攝影 | 緋の意象工作室
動作示範 | 連可麗、陳欣雯
美術主任 | 蔡雅芬

發 行 人 | 黃輝煌
社　　長 | 蕭艷秋
財務顧問 | 蕭聰傑
出 版 者 | 博思智庫股份有限公司
地　　址 | 104 台北市中山區松江路 206 號 14 樓之 4
電　　話 | (02) 25623277
傳　　真 | (02) 25632892

總 代 理 | 聯合發行股份有限公司
電　　話 | (02)29178022
傳　　真 | (02)29156275

印　　製 | 永光彩色印刷股份有限公司
定　　價 | 350 元
第一版第一刷　西元 2020 年 06 月

ISBN 978-986-99018-0-2

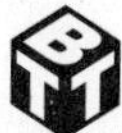
博思智庫股份有限公司
博思智庫粉絲團　Facebook.com/broadthinktank

附錄

超前部署！肌肉反向拮抗自療放鬆術

動作示範：連可麗、陳欣雯
人物攝影：緋の意象工作室

如果有某個部分的肌肉過度使用，失去平衡，就會出現各種不適與疼痛，藉由臨床實證哪些肌肉出現問題，針對這些肌肉群進行反向復健、拉伸，便可以舒緩相應的不適。

舉例來說，上班族整天敲打著鍵盤，就是內轉的動作，以及身體向前傾，甚至會有內縮、屈曲的情形，透過肌肉的反向拮抗，可適度讓肩頸肌肉放鬆，遠離疲勞。

如果你是從事經常需要高舉過肩的運動，像是游泳、棒球、網球、舉重、高爾夫球等運動的運動員；或身為畫家、搬運工人、機械維修工人，都是肩峰下夾擠症候群的好發族群。

以下提供方便日常練習的拮抗動作，幫助減緩肩頸壓力，作為超前部署的預防與保健。

01

肩膀外轉

專為上班OL、久坐族、電腦族所設計的肩頸肌肉放鬆練習。一次二十下，一天至少三個循環。

圖1 手臂向外伸展，掌心朝上。

圖2 手臂帶動肩膀，開始順時針畫圓繞行。

圖3 繼續繞行。

圖4 完成繞行，歸位。

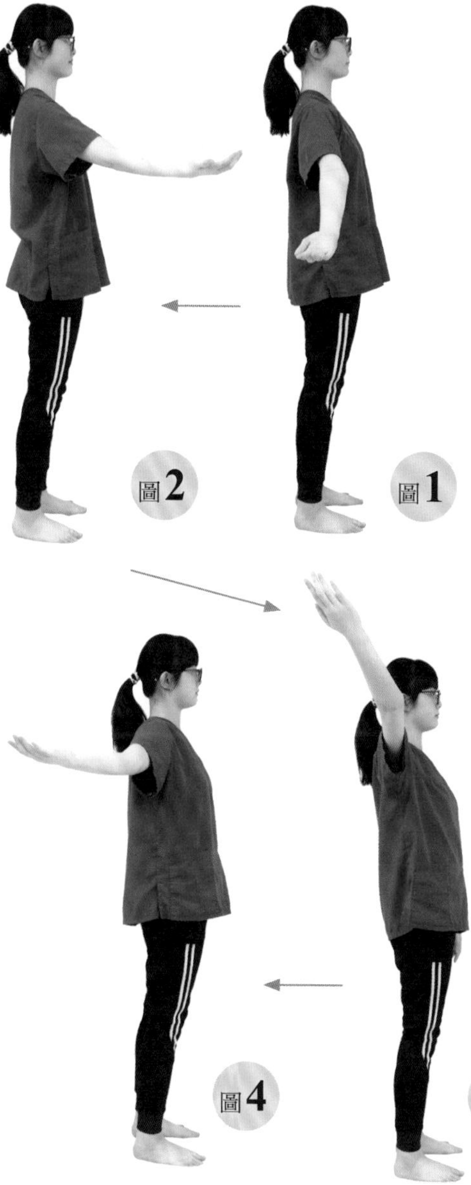

圖1

圖2

圖3

圖4

02 肩膀屈伸

專為上班OL、久坐族、電腦族設計的肩頸肌肉放鬆練習。一次二十下，一天至少三個循環。

圖1 身體站直，手臂帶引肩膀，高舉向前。

圖2 再由前方向下方延伸。

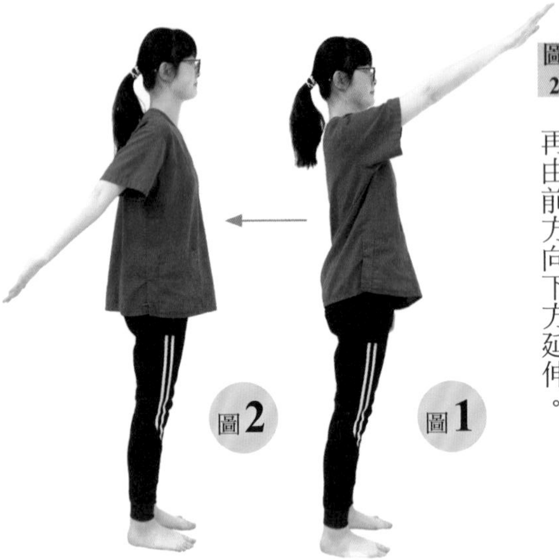

圖1

圖2

03 肩膀內轉

專為吉他手、小提琴手所設計的肩頸肌肉放鬆練習。一次二十下，一天至少三個循環。

圖1 手臂向外伸展，掌心朝外。

圖2 手臂帶動肩膀，開始順時針畫圓繞行。

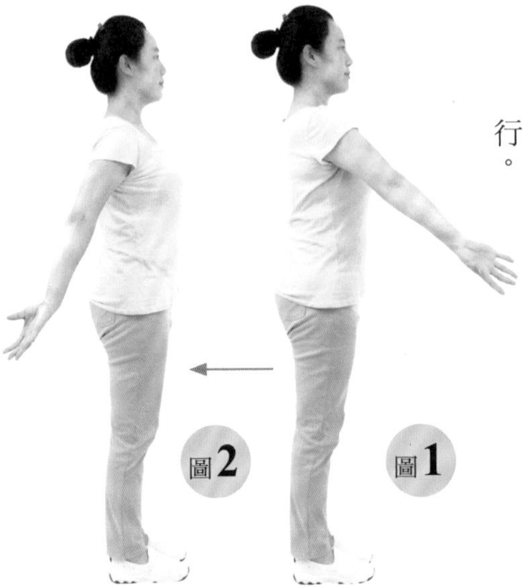

圖1

圖2

04 聳肩縮脖子

專為久坐族、搬家工人、大客車駕駛所設計的肩頸肌肉放鬆練習。一次二十下，一天至少三個循環。

圖1 聳肩、縮脖子，維持十秒鐘，再往後將肌肉放鬆，適合搬家工人作放鬆練習。

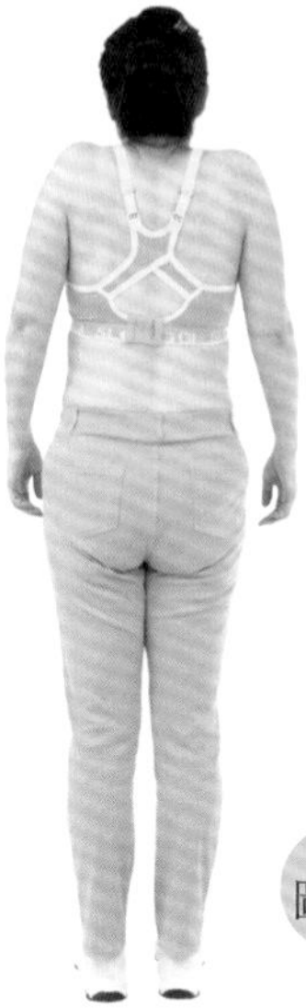

圖1

05 站衛兵

專為久坐族、搬家工人、大客車駕駛所設計的肩頸肌肉放鬆練習。一次二十下，一天至少三個循環。

圖1 站衛兵抬頭挺胸的姿勢，維持十秒鐘，把肩關節的外展肌群拮抗放鬆回來，適合大客車駕駛作放鬆練習。

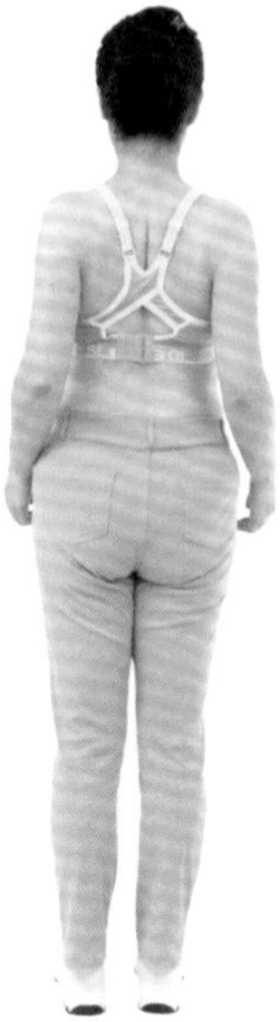

圖1

06

正面爬牆運動

專為五十肩的肌肉放鬆練習。一次二十下，一天至少三個循環。

圖1 正對牆面，患肢手貼牆壁，身體與牆壁呈現九十度，手心朝向牆壁。

圖2 患側的手指沿著牆壁向上爬行。

圖3 直到爬行到極限後，讓身體重心向牆壁靠攏。

圖4 維持姿勢至少十秒鐘。隨後，再將手指向下原路返回，反覆進行，逐次增加高度。

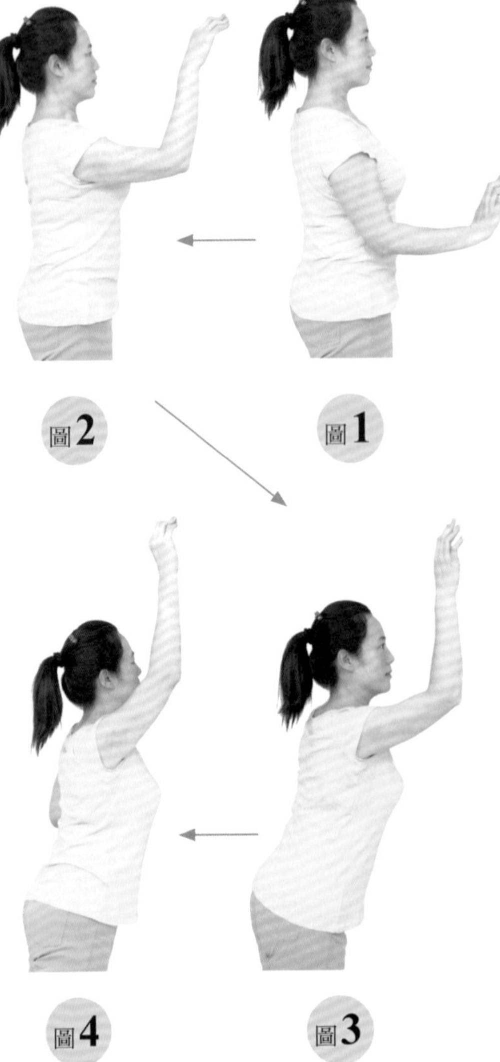

07 側身爬牆運動

專為五十肩的肌肉放鬆練習。一次二十下，一天至少三個循環。

圖1 側身倚牆，患肢手貼牆面，身體與牆壁呈現九十度，手心朝向牆壁。

圖2 患側的手指沿著牆壁向上爬行。

圖3 直到爬行到極限後，讓身體重心向牆壁靠攏，維持姿勢至少十秒鐘。隨後，再將手指向下原路返回，反覆進行，逐次增加高度。

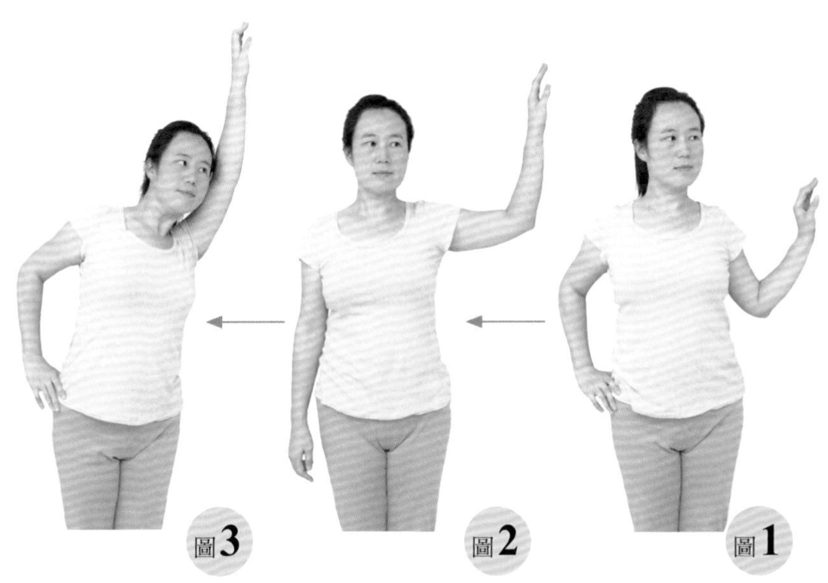

08

拉毛巾擦背運動

專為五十肩的肌肉放鬆練習。一次二十下，一天至少三個循環。

圖1 健側在上，將手繞到背後，令毛巾自然垂下。

圖2 患側在下，兩手一上一下拉住毛巾的兩端。

圖3 以健側的手帶動患側，緩慢做上拉的動作，直到有疼痛感或緊實感後，停住維持十秒再緩慢往下放。

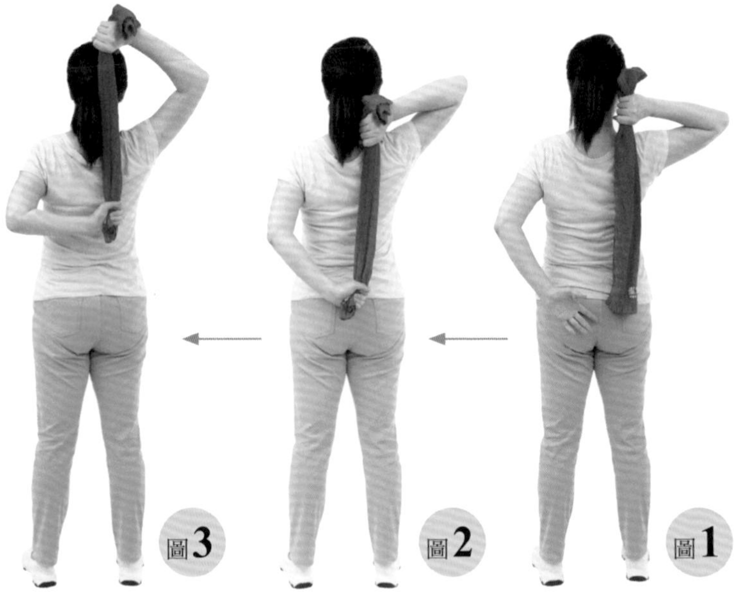

圖1

圖2

圖3

09 鐘擺運動

專為五十肩的肌肉放鬆練習。一次二十下，一天至少三個循環。

圖1 雙腿一前一後站立，假如患側是右手，那就左腳在前、右腳在後。

圖2 患側呈放鬆狀態，背部自然向前傾，利用身體前後擺動，帶動患側的手臂，使其前後有如鐘擺自然擺動。

圖3 一開始先小幅度左右擺盪，習慣之後再慢慢增加擺盪的幅度，復健過程中，肩膀要盡量放鬆。平面鐘擺習慣適應之後，便可以將平面鐘擺的姿勢，改成立體鐘擺的姿勢！

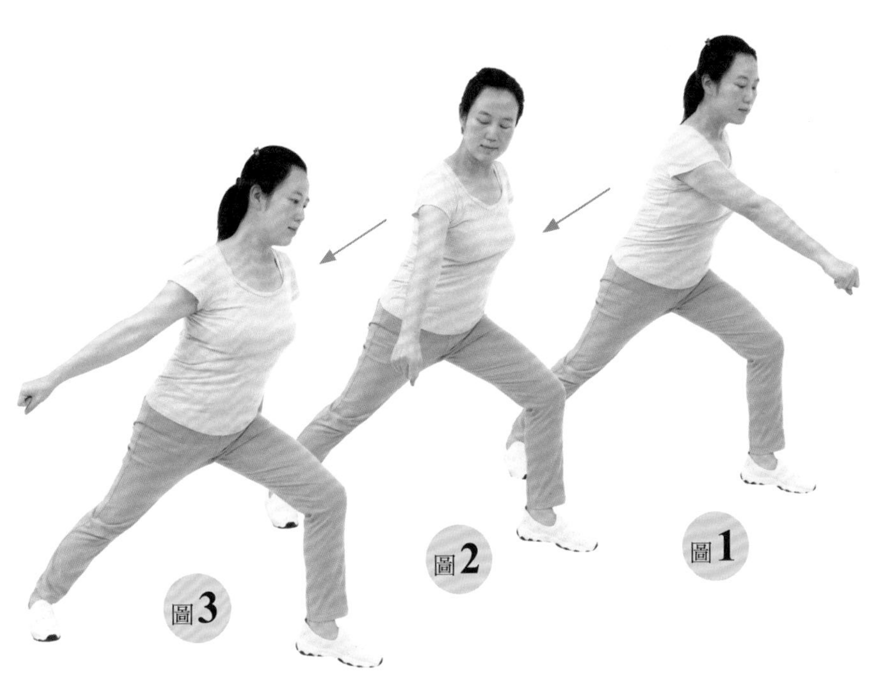

10 棘上肌的肌力訓練

專為增強棘上肌的肌力訓練動作。一次二十下，一天至少三個循環。

圖1 患肢張開，外展九十度，掌心向上。

圖2 往前伸展三十度。

圖3 大拇指朝下。

圖4 再上舉一百二十度，維持姿勢至少十秒鐘。（適應後，可加握六百毫升重量水瓶）

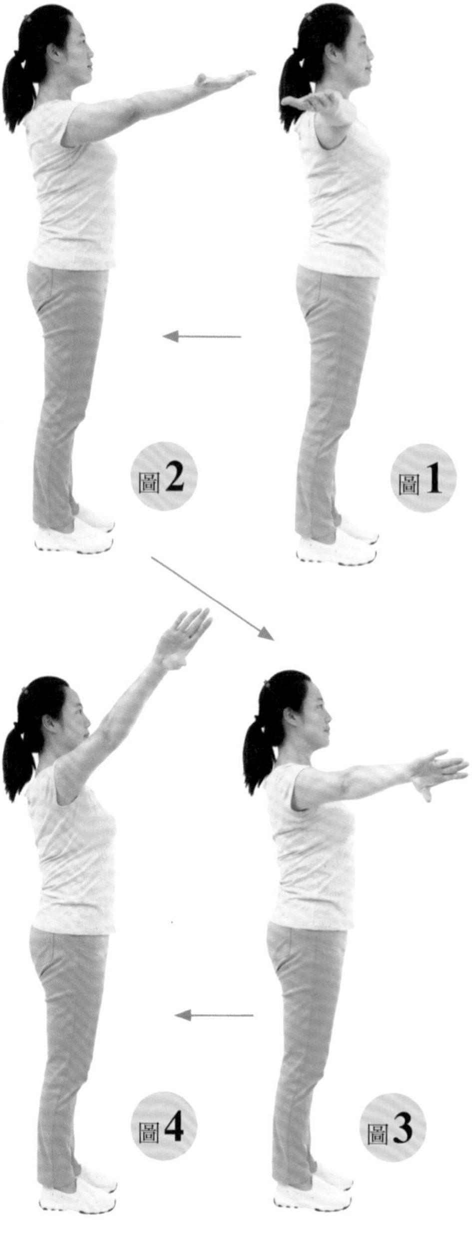